全国卫生专业技术资格考试

# 中级主管护师

## 考点精编口袋书

易哈佛医学考试教研中心　主编

中南大学出版社
www.csupress.com.cn
·长沙·

图书在版编目(CIP)数据

中级主管护师考点精编口袋书／易哈佛医学考试教研中心主编. —长沙：中南大学出版社，2022.12(2024.6重印)

全国卫生专业技术资格考试

ISBN 978-7-5487-5132-8

Ⅰ.①中… Ⅱ.①易… Ⅲ.①护理学－资格考试－自学参考资料 Ⅳ.①R47

中国版本图书馆 CIP 数据核字(2022)第 183412 号

全国卫生专业技术资格考试
中级主管护师考点精编口袋书

QUANGUO WEISHENG ZHUANYE JISHU ZIGE KAOSHI
ZHONGJI ZHUGUAN HUSHI KAODIAN JINGBIAN KOUDAISHU

易哈佛医学考试教研中心　主编

□出　版　人　林绵优
□责任编辑　王雁芳
□责任印制　李月腾
□出版发行　中南大学出版社
　　　　　　社址：长沙市麓山南路　　　邮编：410083
　　　　　　发行科电话：0731-88876770　传真：0731-88710482
□印　　　装　湖南省众鑫印务有限公司

□开　　　本　787 mm×1092 mm　1/32　□印张 10.25　□字数 301 千字
□版　　　次　2022 年 12 月第 1 版　　□印次 2024 年 6 月第 6 次印刷
□书　　　号　ISBN 978-7-5487-5132-8
□定　　　价　68.00 元

## 本书编写人员

沈瑜佳　　吴龙杰

戚蓓蓓　　梁雪燕

# 易哈佛致考生的一封信

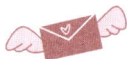

亲爱的考生：

　　您好！

　　我是易哈佛的 CEO 小麦老师，非常开心您选择本书作为备考用书，虽然我们已经上市十一年，但和您可能还是初次见面，希望您能认真地看这本书，让我们帮您一次性通过考试。

　　特别提示您我们的更新服务：

　　教研中心全体老师为此书付出了很多心血，认真整理编辑内容，逐字逐句用心校对。但百密终有一疏，偶有可能出现错误；或者后续需要增加、更新某些知识点，所以我们增设了右侧二维码。为确保您能及时获知更新内容，我们技术部还开发了非常棒的微信订阅功能，有新知识点时您能立即收到查阅提醒。

扫描上方二维码
查看本书更新内容

　　我们和 600 万考生一起，认真对待考试，加油！

易哈佛 CEO：小麦

# 前言 PREFACE

当您翻开这本书，我们就相识了。

对于基础较薄弱的考生来说，"考试难，难于上青天"。而中级主管护师考试考点繁多，考生在复习过程中难免不知所措，把握不住重点，浪费了大量的复习时间却得不到应有的记忆效果。

传统的参考书往往以整版的文字机械地描述知识点，缺乏指导性和针对性，导致考生看不进、记不住，最后参考书成为催眠书。这本易哈佛的《全国卫生专业技术资格考试·中级主管护师考点精编口袋书》拿掉了一切毫无意义的堆砌资料，把考试需要的知识点，以最简明扼要的方式进行归纳总结。您每记住一个知识点，就有可能在考试中提高一分，从而顺利地通过考试，成为一名真正的、合格的、优秀的主管护师。

## 本书特点：

1. 严格按照最新的考试大纲编写。

2. 突出考试重点，并进行总结归纳。

3. 书本轻便、小巧、携带方便，可随时随地翻阅。

本书中的所有数据参考《2024 全国卫生专业技术资格考试指导·护理学(中级)》。

**阅读说明：** ·····················

1. 重要考点用★号标记。

2. (2023-B)表示本考点在 2023 年 B 型题中考过，其余类推。

3. 各科目考试内容明细如下：

| 科目 | 内容 | 所占比例 |
|------|------|----------|
| 基础知识 | 临床常见病、多发病的病因及发病机制、辅助检查 | 内科护理学 35%、外科护理学 35%、妇产科护理学 15%、儿科护理学 15% |
| 相关专业知识 | 护理健康教育学、医院感染护理学、护理管理学、中医护理学 | 护理健康教育学 30%、医院感染护理学 30%、护理管理学 30%、中医护理学 10% |

| 亚专业 | 专业知识 | 专业实践能力 |
|--------|----------|--------------|
| 护理学 | 内、外、妇、儿各专业临床常见病、多发病的临床表现、治疗要点(内、外科各占 30%，妇、儿科各占 20%) | 内科、外科、妇产科、儿科综合护理内容(内、外科各占 30%，妇、儿科各占 20%) |
| 内科护理学 | 内科专业疾病的临床表现、治疗要点、用药原则 | 内科护理学内容 |
| 外科护理学 | 外科专业疾病的临床表现、治疗要点、用药原则 | 外科护理学内容 |
| 妇产科护理学 | 妇产科专业疾病的临床表现、治疗要点、用药原则 | 妇产科护理学内容 |

续表

| 亚专业 | 专业知识 | 专业实践能力 |
|---|---|---|
| 儿科护理学 | 儿科专业疾病的临床表现、治疗要点、用药原则 | 儿科护理学内容 |
| 社区护理学 | 社区护理基本知识、基本理论、基本方法等内容 | 社区护理学内容 |

| 专业选择 | 基础知识 | 相关专业知识 | 专业知识、专业实践能力 |
|---|---|---|---|
| 护理学 | 第一篇、第二篇、第三篇、第四篇、第十篇 | 第六篇、第七篇、第八篇、第九篇 | 第一篇、第二篇、第三篇、第四篇 |
| 内科护理学 | | | 第一篇 |
| 外科护理学 | | | 第二篇 |
| 妇产科护理学 | | | 第三篇 |
| 儿科护理学 | | | 第四篇 |
| 社区护理学 | | | 第五篇 |

本书终校于 2023 年 11 月。

易哈佛 CEO：小麦

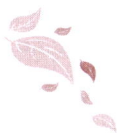

# 目录 CONTENTS

第一篇

# 内科护理学

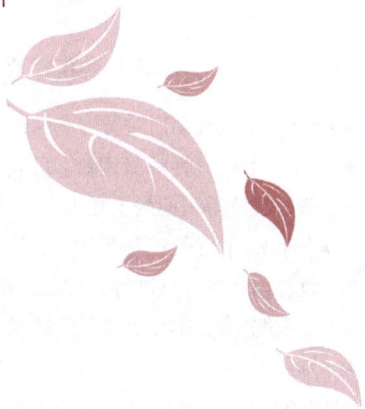

| 第一章 |

# 呼吸系统疾病病人的护理

> **考情分析**：本章重点考查第三、五、六节内容，主要题型为A1、A2型题。其中2021年占22分，2022年占18分，2023年占24分。

## 第一节　概述

★**【考点1】**喉梗阻时进行穿刺的部位是环甲膜。

★**【考点2】**吸气性呼吸困难：可表现为"三凹征"，见于喉头水肿、痉挛、气管异物等引起的上呼吸道机械性梗阻。

★★**【考点3】**呼气性呼吸困难：见于支气管哮喘、喘息型慢性支气管炎、慢性阻塞性肺气肿等。（2023-A1）

★**【考点4】**咯血常见于支气管扩张、支气管肺癌、肺结核、慢性支气管炎、肺脓肿等。

**【考点5】**上、下呼吸道的分界是环状软骨。（2023-A1）

## 第二节　急性呼吸道感染

★★**【考点1】**急性上呼吸道感染多由病毒引起。

**【考点2】**细菌性咽炎、扁桃体炎多由溶血性链球菌引起。

★**【考点3】**急性气管-支气管炎的主要病因是感染。

★**【考点4】**急性气管-支气管炎病毒感染时，血白细胞计数多正常；细菌感染较重时，白细胞总数和中性粒细胞计数增多。

## 第三节　慢性支气管炎、慢性阻塞性肺气肿

★【考点1】咳嗽、咳痰或伴喘息，每年发病持续 3 个月，连续 2 年或 2 年以上，并排除具有咳嗽、咳痰、喘息症状的其他疾病，可诊断为慢性支气管炎。(2021-A1)

【考点2】慢性支气管炎急性发作期治疗以控制感染为主。

【考点3】慢性阻塞性肺气肿最常见的病因是慢性支气管炎。

★★【考点4】慢性阻塞性肺气肿的典型胸廓：桶状胸。

★【考点5】慢性阻塞性肺气肿常并发自发性气胸、慢性肺源性心脏病、呼吸衰竭等。(2021-B)

【考点6】慢性阻塞性肺气肿的首选检查：肺功能检查。

【考点7】慢性阻塞性肺气肿急性加重期应卧床休息，稳定期可适当活动。

★★【考点8】低氧血症伴 $CO_2$ 潴留者，可给予鼻导管持续低浓度(28%～30%)低流量(1～2 L/min)吸氧。每日氧疗时间不少于 15 h。

★【考点9】慢性阻塞性肺气肿稳定期病人应行腹式呼吸和缩唇呼气。吸气与呼气的时间比为 1：2 或 1：3。(2021-A1)

【考点10】慢性支气管炎病情加剧的重要因素是反复、长期的病毒、细菌、支原体感染。(2022-A1)

## 第四节　支气管哮喘

★【考点1】支气管哮喘的典型临床表现：发作性伴有哮鸣音的呼气性呼吸困难、胸闷、咳嗽等症状。危重病人哮鸣音明显减弱或消失。

★【考点2】控制哮喘发作的首选药物：$\beta_2$ 肾上腺素受体激动剂。治疗哮喘最有效的抗炎药物：糖皮质激素。

★★【考点3】哮喘病人吸氧流量：2～4 L/min。(2021-A1)

【考点4】支气管哮喘发作时的并发症有纵隔气肿，自发性气胸，肺不张及水、电解质、酸碱平衡紊乱。(2022-B)

【考点5】变态反应(Ⅰ型最多)、呼吸道炎症、气道高反应性等因素及其相互作用与哮喘的发病关系密切。（2023-A1）

## 第五节　慢性肺源性心脏病

★★【考点1】引起慢性肺源性心脏病的主要原因为慢性阻塞性肺气肿。（2021-A1，2023-A1）

★【考点2】慢性肺源性心脏病的发病机制是肺功能和/或结构的不可逆改变，肺动脉高压形成是肺源性心脏病发生的先决条件。

★★【考点3】慢性肺源性心脏病急性发作的主要诱因：急性呼吸道感染。

【考点4】肺源性心脏病X线检查：肺动脉高压征、右心室增大征。心电图检查：右心室肥大、肺性P波。

★【考点5】肺源性心脏病的首要死亡原因是肺性脑病。

★★【考点6】肺源性心脏病呼吸衰竭时应给予低流量(1~2 L/min)持续吸氧。

【考点7】慢性肺源性心脏病的处理原则：积极控制感染，畅通呼吸道，改善呼吸功能，纠正缺氧和二氧化碳潴留，纠正心力衰竭，防治并发症。（2022-A2）

## 第六节　支气管扩张症

★★【考点1】支气管扩张症的临床表现：慢性咳嗽伴大量脓痰和反复咯血。可在病变部位闻及湿啰音，部分病人有杵状指。

★【考点2】支气管扩张的痰液分3层：上层为泡沫，中层为浑浊黏液，下层为脓性物和坏死组织。

★【考点3】确诊支气管扩张的首选检查是高分辨CT。

★【考点4】大咯血出现窒息征象者取头低足高俯卧位，头偏向一侧。

【考点5】支气管扩张的主要病因是支气管-肺组织感染和阻塞。（2023-A1）

## 第七节　肺炎

【考点1】肺炎链球菌肺炎是临床最常见的肺炎类型,居社区获得性肺炎首位。(2021-A1, 2022-A1)

★★【考点2】肺炎链球菌肺炎典型者痰液可呈铁锈色,发热常为稽留热。(2021-A1)

★【考点3】肺炎链球菌肺炎抗菌治疗首选青霉素 G;支原体肺炎首选红霉素、阿奇霉素。

【考点4】肺炎链球菌肺炎:起病急骤,有寒战、高热、咳嗽、咳痰、胸痛、呼吸困难等表现。X 线检查可见肺病变部呈大片致密、均匀的阴影。(2022-A2, 2023-A2)

【考点5】痰培养肺炎球菌阳性可确诊肺炎链球菌肺炎。(2023-A1)

## 第八节　肺结核

★【考点1】肺结核以飞沫感染最常见,传染源主要是排菌的肺结核病人。(2023-A1)

【考点2】浸润型肺结核为最常见的继发性肺结核。

★【考点3】小量咯血:24 h 咯血量在 100 mL 以内。

【考点4】中等量咯血:24 h 咯血量为 100~500 mL。

★【考点5】大量咯血:24 h 咯血量在 500 mL 以上,或一次咯血量大于100 mL。

★★【考点6】痰结核菌检查是确诊肺结核的特异依据,胸部 X 线检查是早期诊断肺结核的主要方法。

【考点7】结核菌素试验:取 0.1 mL 结核菌素稀释液在前臂掌侧做皮内注射,注射后 48~96 h 测皮肤硬结直径。

★【考点8】结核菌素试验的结果:皮肤硬结直径<5 mm 为阴性,≥5 mm 为阳性,其中<10 mm 为一般阳性,10~15 mm 为中度阳性,>15 mm 或局部出现双圈、水疱、坏死或淋巴管炎为强阳性。(2022-A2, 2023-B)

【考点9】结核菌素试验阳性仅表示有结核菌感染，并不一定患病。结核菌素试验强阳性，常提示体内有活动性结核病灶。

★★【考点10】肺结核的化疗原则：早期、联合、适量、规律和全程治疗。常用的抗结核药物：异烟肼、利福平、链霉素、乙胺丁醇等。

【考点11】肺结核病人长程化疗疗程为12~18个月，短程化疗疗程为6~9个月。

★【考点12】异烟肼的主要不良反应是周围神经炎；利福平可出现消化道不适、流感综合征、过敏反应及肝功能损伤；链霉素可有听力损害和肾功能损伤；乙胺丁醇可引起球后视神经炎。（2023-A2、B）

★★【考点13】肺结核大量咯血，首选垂体后叶素，取患侧卧位。

## 第九节　肺脓肿

【考点1】肺脓肿的临床表现：高热（多为弛张热）、咳嗽、咳大量脓痰。慢性肺脓肿常有杵状指、贫血和消瘦。

★【考点2】肺脓肿的关键性治疗是抗菌和痰液引流。

【考点3】吸入性肺脓肿的致病菌多为厌氧菌。（2023-A1）

## 第十节　原发性支气管肺癌

★【考点1】鳞癌多见于老年吸烟男性。小细胞癌恶性程度最高，对化疗、放疗敏感。

★【考点2】支气管肺癌常见高音调金属音咳嗽，部分病人以咯血为首发症状。

★★【考点3】纤维支气管镜检查对肺癌的诊断具有重要意义。（2021-A2，2023-A2）

★【考点4】痰脱落细胞检查是简单有效的早期诊断肺癌的方法之一。

★★【考点5】化疗时注意血白细胞总数，当白细胞总数降至$3.5\times10^9$/L时应及时报告医生；当白细胞总数降至$1\times10^9$/L时，遵医嘱输白细胞及使用抗生素，并做好保护性隔离。化疗前、后2 h避免进餐。

【考点6】小细胞癌细胞质内含神经分泌颗粒，可引起异位内分泌综合征。（2023-A1）

## 第十一节　自发性气胸

【考点1】气胸的诱因常与持重物、剧烈运动、剧咳、用力排便、打喷嚏等用力屏气动作，使呼吸道内压力突然增高有关。

★★【考点2】X 线检查对气胸的诊断有重要意义。（2022-A1）

★【考点3】张力性气胸急救时，首先应胸腔穿刺排气。

## 第十二节　呼吸衰竭

★【考点1】诊断呼吸衰竭的主要检查是血气分析。Ⅱ型呼吸衰竭血气分析：$PaO_2 < 60$ mmHg（1 mmHg ≈ 133.32 Pa），$PaCO_2 > 50$ mmHg。（2022-A2，2023-A1）

★【考点2】Ⅱ型呼吸衰竭病人禁用对呼吸有抑制作用的药物，如吗啡。慎用其他镇静剂，如地西泮。

★★【考点3】Ⅱ型呼吸衰竭病人应给予低浓度（<30%~35%）、低流量（1~2 L/min）鼻导管持续吸氧。

【考点4】纠正缺氧和二氧化碳潴留的先决条件是呼吸道通畅。（2023-A1）

## 第十三节　急性呼吸窘迫综合征

★【考点1】急性呼吸窘迫综合征（ARDS）是急性呼吸衰竭的类型之一，是以进行性呼吸困难和难以纠正的低氧血症为特征的急性呼吸衰竭。

【考点2】ARDS 动脉血气分析：$PaO_2 < 60$ mmHg，$PaCO_2 < 35$ mmHg 或正常，氧合指数 $PaO_2/FiO_2 < 300$ mmHg。

## 第十四节　呼吸系统疾病病人常用诊疗技术及护理

★【考点1】纤维支气管镜检查术前禁食、禁饮 4 h，术前半小时皮下注射阿托品 1 mg。

★【考点2】纤维支气管镜术后禁食 2 h，以防误吸。

【考点3】采集动脉血标本后，若不能及时送检，应将其保存于 4℃环境中，但不得超过 2 h，以免影响测定结果。

# | 第二章 |

# 循环系统疾病病人的护理

> **考情分析**：本章重点考查第二、五节内容，主要题型为 A1 型题。
> 其中 2021 年占 18 分，2022 年占 16 分，2023 年占 22 分。

## 第一节　概述

【考点1】心源性呼吸困难主要由循环系统疾病引起，包括劳力性呼吸困难、夜间阵发性呼吸困难、端坐呼吸。

★【考点2】心源性水肿是右心功能不全的主要表现，水肿先出现在身体下垂部位。

【考点3】阿-斯综合征是指心排血量突然下降出现的晕厥。

【考点4】心脏本身的血供主要来自冠状动脉，起源于主动脉根部。（2023-A1）

## 第二节　心力衰竭

【考点1】心功能分级。

Ⅰ级：病人患有心脏病，但活动量不受限制。平时一般活动无症状。

Ⅱ级：心脏病病人，体力活动轻度受限。休息时无自觉症状，但平时一般的活动下可出现症状，休息后症状很快缓解。

Ⅲ级：心脏病病人，体力活动明显受限。休息时无症状，小于平时一般的活动即可出现症状，休息较长时间后症状可缓解。

Ⅳ级：心脏病病人，不能从事任何体力活动。休息时也出现心力衰竭的症状，体力活动后加重。

★★【考点 2】急性左心衰竭较常见，表现为突发严重呼吸困难，强迫端坐位，频繁咳嗽，咳大量粉红色泡沫样痰。听诊两肺满布湿啰音和哮鸣音，可闻及舒张期奔马律，肺动脉瓣第二心音亢进。

【考点 3】硝普钠应现配现用，避光滴注，连续使用不得超过 24 h。（2022-B）

★★【考点 4】急性心力衰竭病人取坐位，两腿下垂，以减少静脉血液回流，减轻心脏前负荷。同时给予鼻导管吸氧（6~8 L/min）。（2021-A2）

★【考点 5】引起慢性心力衰竭的主要病因是冠心病。

★【考点 6】后负荷过重又称压力负荷过重，见于高血压、肺动脉高压等；前负荷过重又称容量负荷过重，见于主动脉瓣、二尖瓣关闭不全，室间隔缺损，动脉导管未闭等。

【考点 7】感染是慢性心力衰竭最重要的诱因，以呼吸道感染最常见。（2023-A1）

★★【考点 8】左心衰竭最早出现的症状是劳力性呼吸困难，典型表现为夜间阵发性呼吸困难，最严重的形式是急性肺水肿。（2021-A1，2023-A1）

【考点 9】左心功能不全所致的呼吸困难是因为肺循环淤血。

★【考点 10】对于右心衰竭病人，水肿首先出现于身体的低垂部位，呈可压陷性及对称性。

【考点 11】心力衰竭病人应用强效排钠利尿剂时，不可过分限盐。

【考点 12】心力衰竭病人应控制输液量和速度，以免诱发急性肺水肿。

★★★【考点 13】当脉搏低于 60 次/min 或节律不规则时应暂停洋地黄的使用，并报告医生。

★★★【考点 14】洋地黄药物常见的毒性反应。①胃肠道反应：恶心、呕吐、食欲下降等。②心律失常：以室性期前收缩最常见。③神经系统反应：头痛、头晕、倦怠、黄绿视等。（2021-A1，2022-A2）

★【考点 15】洋地黄中毒导致快速性心律失常者可选用苯妥英钠或利多

卡因，有传导阻滞及缓慢性心律失常者可用阿托品静注。

【考点 16】急性左心衰竭发作时，用氨茶碱 0.25 mg 稀释后缓慢静脉推注，可解除支气管痉挛，并有一定正性肌力和扩血管的作用。(2022-B)

## 第三节　心律失常

【考点 1】房性、交界性期前收缩常选用普罗帕酮，室性期前收缩首选 β 受体拮抗药、美西律。

★【考点 2】室性心动过速病人首选利多卡因或普鲁卡因胺。

【考点 3】心房颤动最有效的复律手段为同步直流电复律术。

★★【考点 4】心室颤动是最严重的心律失常，首选非同步直流电复律术。(2023-A2)

★【考点 5】对心室率低于 40 次/min、症状严重的三度房室传导阻滞者，特别是曾有阿-斯综合征发作者，应首选临时或埋藏式心脏起搏治疗。(2021-A2，2022-B)

【考点 6】心电监护电极放置部位应避开胸骨右缘及心前区。

【考点 7】利多卡因可有中枢神经系统毒性反应和心血管系统不良反应。普罗帕酮可有胃肠道和神经系统反应。

【考点 8】室上性心动过速抗心律失常药物首选维拉帕米。(2023-A3、A4)

【考点 9】转复心房扑动最有效的方法是同步直流电复律术。(2023-A1)

## 第四节　心脏瓣膜病

【考点 1】心脏瓣膜病以二尖瓣最常受累，最常见的是二尖瓣狭窄。

★★【考点 2】二尖瓣狭窄最常见的病因是风湿热，常见"二尖瓣面容"，可在心尖部闻及隆隆样舒张中晚期杂音。

【考点 3】二尖瓣狭窄早期的并发症为心房颤动，晚期的常见并发症为右心衰竭。

★【考点 4】诊断二尖瓣狭窄最可靠的方法是超声心动图检查。

（2023-A1）

★【考点5】二尖瓣关闭不全可闻及全收缩期粗糙的高调吹风样杂音。

【考点6】主动脉瓣狭窄可在主动脉瓣区闻及响亮的、吹风样、粗糙的收缩期杂音。

★【考点7】主动脉瓣关闭不全可在胸骨左缘第3、4 肋间闻及舒张期高调叹气样杂音。重度反流者，常在心尖区闻及全舒张中晚期隆隆样杂音。（2021-A2）

【考点8】主动脉瓣关闭不全常见周围血管征，包括点头征、水冲脉、毛细血管搏动征、股动脉枪击音等。

【考点9】主动脉瓣关闭不全可并发左心衰竭、感染性心内膜炎。

★【考点10】X 线检查：二尖瓣狭窄心影呈梨形；主动脉瓣关闭不全心影呈靴形。（2022-B）

【考点11】风湿性心脏病病人应积极防治链球菌感染，避免情绪激动和劳累。

★【考点12】扁桃体反复发炎病人应在风湿活动控制后 2~4 个月手术摘除扁桃体。

【考点13】二尖瓣狭窄患者突然出现偏瘫，应考虑脑栓塞。（2022-A1）

## 第五节　冠状动脉粥样硬化性心脏病

【考点1】心绞痛是在冠状动脉狭窄的基础上，由心肌急剧的、暂时的缺血与缺氧所引起的临床综合征。

【考点2】心绞痛的常见诱因：情绪激动、劳累、饱餐、受凉等。

★★【考点3】心绞痛的部位：主要位于胸骨体上段或中段之后，可波及心前区，常放射至左肩、左臂内侧达环指和小指。（2021-A1，2023-A3、A4）

★【考点4】缓解心绞痛的常用药物：硝酸甘油片 0.3~0.6 mg，舌下含服，1~2 min 起效，作用持续 30 min 左右。（2023-A1）

【考点5】心绞痛病人应给予低热量、低脂、低胆固醇、低盐、高纤维素易消化食物。

【考点6】心肌严重而持久地急性缺血 20~30 min 甚至 30 min 以上，即可发生心肌梗死。

★【考点7】心肌梗死病人 24 h 内死亡的主要原因是心室颤动。

【考点8】心肌坏死标记物增高对心肌梗死早期诊断有重要价值。肌酸激酶是急性心肌梗死出现最早、恢复最早的酶。

★【考点9】心肌梗死急性期心电图可见 ST 段抬高呈弓背向上、宽而深的 Q 波、T 波倒置。

★★【考点10】心肌梗死经休息或使用硝酸甘油不能缓解，而心绞痛舌下含服硝酸甘油可很快缓解，且时间不超过 15 min。（2021-A3、A4）

【考点11】心肌梗死不足 6 h 的病人遵医嘱给予溶栓治疗。

★【考点12】判断溶栓成功的指标：①胸痛 2 h 内基本消失；②心电图的 ST 段于 2 h 内回降大于 50%；③2 h 内出现再灌注性心律失常；④血清 CK-MB 酶峰前出现（14 h 内），或根据冠状动脉造影直接判断冠状动脉是否再通。

【考点13】对于溶栓治疗后仍有胸痛，抬高的 ST 段降低不明显，应实施补救 PCI。若溶栓治疗再通后，在 7~10 天行冠状动脉造影，对残留的狭窄血管并适宜行 PCI 的，可进行 PCI。

★【考点14】心肌梗死急性期 12 h 应绝对卧床休息，选择低脂、低胆固醇、易消化饮食，避免饱餐。

【考点15】心肌梗死病人运动以不引起任何不适为度，心率增加 10~20 次/min 为正常反应。

【考点16】V1、V2、V3 导联示前间壁心肌梗死；V1~V5 导联示广泛前壁心肌梗死；Ⅰ、aVL 导联示高侧壁心肌梗死；Ⅱ、Ⅲ、aVF 导联示下壁心肌梗死。（2023-A1）

【考点17】急性心肌梗死病人可用哌替啶或吗啡解除疼痛。（2023-A3、A4）

【考点18】急性心肌梗死 24 h 内应禁用洋地黄类药物。（2023-A1）

## 第六节　心脏骤停

★【考点 1】心脏骤停的病因：心脏病(以冠心病最多见)、严重的电解质紊乱和酸碱平衡失调、药物中毒或过敏、某些治疗、手术或麻醉意外等。(2021-A1, 2022-A1)

【考点 2】大脑对缺氧的耐受性只有 6 min。

【考点 3】心脏骤停最可靠、最迅速的判断依据是意识丧失及大动脉搏动消失。(2022-A1)

★★【考点 4】胸外心脏按压：按压部位是胸骨中下 1/3 交界处，按压使胸骨下压至少 5 cm，按压频率为 100~120 次/min。

★【考点 5】在心肺复苏期间，可给予利多卡因 1 mg/kg 静脉注射以对抗心律失常；对于心脏停搏者，可给予肾上腺素和阿托品静脉注射。

【考点 6】降低颅内压常用 20% 甘露醇、25% 山梨醇、呋塞米等利尿剂。

## 第七节　原发性高血压

★【考点 1】高血压危象：收缩压达 260 mmHg，舒张压 120 mmHg 以上，出现头痛、烦躁、眩晕、恶心、呕吐、视物模糊等征象。

【考点 2】高血压脑病：指脑小动脉严重痉挛致脑水肿。血压急剧升高的同时伴有中枢神经功能障碍。

★★【考点 3】血压水平定义和分类。(2023-A1、A2)

| 分类 | 收缩压/mmHg | | 舒张压/mmHg |
|---|---|---|---|
| 正常血压 | <120 | 和 | <80 |
| 正常高值 | 120~139 | 和/或 | 80~89 |
| 高血压 | ≥140 | 和/或 | ≥90 |
| 1 级高血压 | 140~159 | 和/或 | 90~99 |
| 2 级高血压 | 160~179 | 和/或 | 100~109 |

续表

| 分类 | 收缩压/mmHg | | 舒张压/mmHg |
|---|---|---|---|
| 3 级高血压 | ≥180 | 和/或 | ≥110 |
| 单纯收缩期高血压 | ≥140 | 和 | <90 |

【考点 4】高血压病人每天食盐量限制在 6 g 以内。

★【考点 5】高血压急症应快速降压，首选硝普钠静脉滴注。

## 第八节　病毒性心肌炎

★【考点 1】病毒性心肌炎常由柯萨奇病毒 B 感染所致。（2021-A1）

【考点 2】病毒性心肌炎临床表现差异很大，重者可并发严重心律失常、心力衰竭、心源性休克。

【考点 3】病毒性心肌炎急性期应卧床休息。

## 第九节　循环系统疾病病人常用诊疗技术及护理

★【考点 1】人工心脏起搏器术后平卧 8~12 h，禁止右侧卧位，术侧肢体不宜过度活动；沙袋压迫伤口 4~6 h。

★【考点 2】冠状动脉造影术前禁食、禁水 6 h，但不禁药。术后动脉穿刺部位按压 15~20 min，沙袋压迫 6 h，术侧肢体制动 12 h。

【考点 3】经皮穿刺冠状动脉内支架安置术术中用肝素抗凝，术后口服噻氯匹定或华法林维持抗凝治疗 1~3 个月。

# | 第三章 |

# 消化系统疾病病人的护理

> **考情分析**：本章重点考查第三、七节内容，主要题型为 A1 型题。其中 2021 年占 26 分，2022 年占 13 分，2023 年占 16 分。

## 第一节　概述

【考点1】胃黏膜层含有丰富的腺体，主要由**主细胞**（分泌胃蛋白酶原）、**壁细胞**（分泌盐酸和内因子）、**黏液细胞**（分泌碱性黏液）组成。（2022-B）

【考点2】腹腔内实质性脏器病变引起的腹痛多呈**持续性疼痛**，进行性加剧；空腔脏器病变引起的腹痛呈**阵发性绞痛**；急性腹膜炎可有腹膜刺激征。

★【考点3】呕血一般都伴有黑便，但**黑便不一定伴有呕血**。

## 第二节　胃炎

【考点1】急性胃炎行纤维胃镜检查应在急性大出血**24~48 h**进行。

★【考点2】慢性胃炎最主要的病因是**幽门螺杆菌感染**。（2022-A1）

★【考点3】确诊慢性胃炎最可靠的方法是**胃镜及活组织检查**。（2021-A1）

【考点4】对于幽门螺杆菌感染的慢性胃炎病人，常采用以**四联疗法**为主的治疗。

## 第三节　消化性溃疡

【考点1】消化性溃疡的最终形成是胃酸和胃蛋白酶对黏膜自身的消化所致，胃酸在其中起决定性作用。（2021-A1）

★【考点2】消化性溃疡的主要病因是幽门螺杆菌感染。（2021-A1）

【考点3】十二指肠溃疡好发于球部，胃溃疡多在胃角和胃窦小弯。（2023-A1）

★★【考点4】胃溃疡病人疼痛多位于剑突下正中或偏左，典型节律为进食—疼痛—缓解，常在进餐后 0.5~1 h 出现。（2021-B）

★★【考点5】十二指肠病人疼痛为饥饿痛、空腹痛或夜间痛，疼痛节律为疼痛—进食—缓解。（2021-B，2023-A1）

★【考点6】消化性溃疡最常见的并发症是出血，以十二指肠溃疡多见。（2021-A1，2023-A1）

【考点7】十二指肠溃疡并发穿孔表现为突发上腹部剧烈疼痛，腹部检查可见腹肌紧张，有板状腹、压痛及反跳痛。

★【考点8】幽门梗阻表现为上腹部持续性胀痛、嗳气、反酸，且餐后加重，呕吐后腹部症状减轻，可致低氯、低钾性碱中毒。（2021-A1，2021-A2）

【考点9】确诊消化性溃疡的首选检查方法是胃镜检查及胃黏膜活组织检查。（2023-A1）

【考点10】诊断溃疡的直接证据是 X 线钡餐检查发现龛影。

★【考点11】质子泵抑制药（如奥美拉唑）是已知的作用最强的胃酸分泌抑制药，作用于壁细胞胃酸分泌终末过程的关键酶 $H^+-K^+-ATP$ 酶，使其失去活性。（2021-A1）

★【考点12】$H_2$ 受体拮抗药：应在餐中或餐后即刻服用，也可一天的剂量夜间顿服。用药期间监测肝功能、肾功能和血常规。

★★【考点13】胃黏膜保护剂：①硫糖铝应在餐前 1 h 给药，常引起便秘，糖尿病病人不宜应用；②胶体铋剂在餐前半小时服用，不良反应有舌苔、粪便变黑及神经毒性，不宜长期应用；③米索前列醇的不良反应是腹泻，可引起子宫收缩，故孕妇禁服。

【考点 14】氢氧化铝凝胶应在餐后 1 h 或睡前服用。

## 第四节　肝硬化

【考点 1】我国肝硬化最常见的病因是乙型病毒性肝炎。

★【考点 2】肝功能减退时，雌激素比例失衡会出现蜘蛛痣，肾上腺皮质功能减退会出现皮肤色素沉着。（2022-B，2023-A1）

★★【考点 3】门静脉高压症的三大临床表现是脾大、侧支循环建立与开放、腹水（最突出）。（2023-A1）

★【考点 4】肝硬化最常见的并发症是上消化道出血，晚期最严重的并发症和最常见的死亡原因是肝性脑病。（2021-A1）

【考点 5】肝硬化确诊：肝穿刺活组织检查有假小叶形成。

★【考点 6】肝硬化病人血清丙氨酸氨基转换酶（ALT）增高明显。

【考点 7】肝硬化病人给予高热量、高蛋白质、富含维生素、低盐易消化食物。肝功能显著损害或有肝性脑病先兆时，应限制或禁食蛋白质。

★【考点 8】腹水病人氯化钠摄入<2.0 g/d，入水量<1000 mL/d，如有低钠血症，则应限制在 500 mL 以内。利尿速度不宜过快、剂量不宜过大，以每天体重减轻不超过 0.5 kg 为宜，一般每次放腹水 1000 mL。

【考点 9】肝硬化晚期尤其是并发肝肾综合征的最佳治疗是肝移植手术。

【考点 10】肝硬化病人腹水性质为漏出液，但若并发自发性腹膜炎、结核性腹膜炎、癌变时，腹水的性质会发生相应改变。（2023-A1）

【考点 11】肝硬化病人进餐时要细嚼慢咽，避免进食刺激性强、粗纤维多和较硬的食物，以防损伤食管胃底静脉而出血。（2023-A2）

## 第五节　原发性肝癌

★【考点 1】早期诊断肝癌的最具特异性的肿瘤标记物是甲胎蛋白（AFP）。（2022-A1，2023-A1）

★【考点2】超声检查对早期定位诊断有较大价值。CT 是目前诊断小肝癌和微小肝癌的最佳方法。（2021-A1，2023-A1）

【考点3】目前治疗原发性肝癌的最佳方法是手术切除。（2023-A1）

★★【考点4】肝动脉化疗栓塞术后禁食2~3 天，进食初期可选择流质饮食并少食多餐。穿刺部位压迫止血 15 min，再加压包扎，沙袋压迫6 h，保持穿刺侧肢体伸直24 h。

## 第六节　肝性脑病

【考点1】肝性脑病的常见诱因：上消化道出血、高蛋白质饮食、大量排钾利尿和腹腔放液、药物的不恰当使用、感染、便秘、外科手术、尿毒症等。

★★【考点2】肝性脑病分期。

0 期(潜伏期)：又称轻微肝性脑病，无行为、性格的异常，无神经系统病理征，脑电图正常。

1 期(前驱期)：轻度的性格改变和行为失常；典型病人可有扑翼样震颤；脑电图多正常。

2 期(昏迷前期)：以意识错乱、睡眠障碍、行为失常为主要表现；体格检查有扑翼样震颤；脑电图有特征性异常。

3 期(昏睡期)：以昏睡和精神错乱为主，扑翼样震颤可引出；体格检查有肌张力增高、腱反射亢进；脑电图异常。

4 期(昏迷期)：意识完全丧失；病人的扑翼样震颤已无法引出；脑电图明显异常。

★【考点3】清除肠道积血的措施：①口服或鼻饲乳果糖、25%硫酸镁或乳梨醇溶液；②用生理盐水或弱酸溶液进行灌肠；③用 33.3%的乳果糖溶液灌肠，不宜用肥皂水灌肠。

★★【考点4】肝性脑病病人每天入水量为尿量加 1000 mL。饮食首选植物蛋白，禁止使用镇静催眠药。

## 第七节　急性胰腺炎

【考点1】急性胰腺炎最常见的病因是胆石症。（2022-A1）

★【考点2】急性胰腺炎的主要表现和首发症状是腹痛，多在暴饮暴食、进高脂餐及饮酒后突然发生，腹痛常位于上腹中部，向腰背部呈带状放射。

★【考点3】血清淀粉酶测定值在6～12 h 开始升高，48 h 开始下降，持续3～5 天，血清淀粉酶超过正常值3 倍即可确诊急性胰腺炎。（2021-A1，2023-A1）

【考点4】尿淀粉酶升高较晚，发病后12～14 h 开始升高，持续1～2 周。（2023-A1）

★★【考点5】急性胰腺炎的首选治疗措施是禁食及胃肠减压。

【考点6】急性胰腺炎应用阿托品、山莨菪碱等，可减少胃酸分泌，缓解胃、胆管及胰管痉挛。腹痛剧烈者可给予哌替啶肌内注射。

★★【考点7】急性胰腺炎病人取舒适体位，首选弯腰、屈膝侧卧。急性期禁食、禁饮1～3 天，忌高脂肪、高蛋白质饮食。

★【考点8】急性胰腺炎禁用吗啡，防止引起 Oddi 括约肌痉挛。

【考点9】急性出血坏死型胰腺炎并发休克的主要原因是各种因素引起的有效循环血容量不足。（2022-A2）

## 第八节　上消化道大量出血

★★【考点1】上消化道出血的特征性表现是呕血与黑便。

【考点2】上消化道出血病因诊断的首选方法是内镜检查。

【考点3】大出血时病人应绝对卧床休息，取平卧位略抬高下肢。

★【考点4】三腔气囊管注气，应先胃囊后食管囊。三腔管一般压迫3～4 天后，若出血停止可考虑拔管。

【考点5】三腔二囊管压迫止血时，注入胃囊内的气体压力约为50 mmHg。（2022-A1）

【考点6】使用三腔二囊管的患者出现呼吸困难或窒息，此时应立即取下管口弹簧夹，抽出食管囊内气体或剪断三腔管，放出气体。（2023-A1）

【考点7】最好在上消化道出血后24~48 h进行紧急内镜检查。（2023-A2）

## 第九节　肠结核

★【考点1】肠结核腹痛多位于右下腹部，可牵涉到上腹部或脐周。

【考点2】纤维结肠镜检查对肠结核的诊断有重要价值。

★★【考点3】肠结核活动期给予高蛋白、富含维生素、高热量、易消化饮食。肠道不全梗阻可进流质或半流质食物，肠梗阻明显应暂禁食。

【考点4】血沉是评估肠结核活动程度的重要指标。（2022-A1）

## 第十节　溃疡性结肠炎

【考点1】溃疡性结肠炎病变多位于乙状结肠和直肠，最主要的症状是腹泻。

★【考点2】溃疡性结肠炎腹痛规律：疼痛—便意—便后缓解，常有里急后重。

★【考点3】溃疡性结肠炎的首选治疗药物是柳氮磺吡啶。不良反应有恶心、呕吐、食欲减退等，宜饭后服用；服药期间应定期复查血常规。

## 第十一节　消化系统疾病病人常用诊疗技术及护理

★【考点1】纤维胃、十二指肠镜检查术前应禁食8 h、禁烟1天。接受胃肠钡餐检查者，3天内不宜做胃镜检查。

【考点2】纤维结肠镜检查术前3天进少渣饮食，检查前1天进流食或半流食，检查当天空腹或饮少量糖水。如肠镜检查无特殊，术后3天内少渣饮食，如行内镜下息肉摘除术，术后应进流质饮食1天，少渣饮食3天。

# | 第四章 |

## 泌尿系统疾病病人的护理

**考情分析**：本章重点考查第四节内容，主要题型为 A1、B 型题。其中 2021 年占 10 分，2022 年占 9 分，2023 年占 6 分。

### 第一节　概述

★【考点 1】**肾单位**是肾脏结构和功能的基本单位，由**肾小体和肾小管**组成，肾小体包括肾小球和肾小囊。

【考点 2】肾小球疾病最常见的临床表现是**水肿**。

★★【考点 3】水肿分类。①肾炎性水肿：常为**全身性**，以**眼睑、头皮**等组织疏松处为主；②肾病性水肿：多从**下肢**开始。（2023–A1）

【考点 4】尿路刺激征：**尿频、尿急、尿痛**、排尿不尽感及下腹部坠痛等。

★【考点 5】正常人每日尿量约为 1500 mL。每日尿量少于 400 mL 为少尿，少于 100 mL 为无尿，多于 2500 mL 为多尿。

★★【考点 6】新鲜尿沉渣每高倍视野**红细胞超过 3 个**，提示镜下血尿；新鲜尿沉渣每高倍视野**白细胞超过 5 个**，提示镜下脓尿。

【考点 7】检查肾小球滤过功能最常用的指标是**内生肌酐清除率**。

【考点 8】**抗链球菌溶血素"O"的测定**对链球菌感染后肾小球肾炎的诊断起重要作用。

【考点 9】肾脏影像学检查术前应做**碘过敏试验**，检查后嘱病人**多饮水**。

### 第二节　急性肾小球肾炎

【考点 1】急性肾小球肾炎多为 $\beta$ 溶血性链球菌"致肾炎菌株"感染所致。

★【考点2】急性肾小球肾炎的首发症状和就诊原因是血尿，水肿多表现为晨起眼睑水肿，呈"肾性面容"。

【考点3】血清 C3 及总补体发病初期下降，8 周内逐渐恢复正常，对急性肾小球肾炎诊断意义很大。

★【考点4】急性肾小球肾炎急性期每日盐的摄入应低于 3 g。肾功能正常时，给予正常量的蛋白质摄入［1 g/(kg·d)］；发生氮质血症时，限制蛋白质的摄入，以优质动物蛋白为主。

★【考点5】急性肾小球肾炎症状明显者，嘱其卧床 4~6 周，待肉眼血尿消失、水肿消退、血压平稳后逐渐增加活动量。

【考点6】呋塞米的不良反应：耳鸣、眩晕、听力丧失等。

## 第三节　慢性肾小球肾炎

★★【考点1】慢性肾小球肾炎的临床表现：蛋白尿、血尿、水肿、高血压等。尿蛋白定量常在 1~3 g/d，多为镜下血尿。

【考点2】慢性肾小球肾炎病人水肿多为眼睑肿和/或下肢轻、中度凹陷性水肿。

★【考点3】可诱发肾功能恶化的因素：感染、劳累、血压增高、应用肾毒性药物等。（2023-A2）

【考点4】慢性肾小球肾炎氮质血症病人应进食优质低蛋白、低磷饮食。（2022-B，2023-A2）

## 第四节　原发性肾病综合征

★【考点1】肾病综合征的临床表现：大量蛋白尿（尿蛋白定量 > 3.5 g/d）、低蛋白血症（血浆白蛋白 < 30 g/L）、水肿、高脂血症。

★【考点2】肾病综合征最明显的体征是水肿，主要原因是低蛋白血症，最常见的并发症是感染。

【考点3】尿液检查：尿蛋白定性一般为（+++）~（++++），24 h 尿蛋白定量超过 3.5 g，尿中可有红细胞、管型等。

★【考点4】肾病综合征可选用糖皮质激素：起始足量；缓慢减、撤药；长期维持。

★【考点5】糖皮质激素的常见不良反应有血压升高、血糖升高、骨质疏松、继发感染、满月脸、水牛背、向心性肥胖等。

【考点6】环磷酰胺的常见不良反应有出血性膀胱炎、骨髓抑制、消化道症状、肝功能损害、脱发等。

【考点7】原发性肾病综合征的主要治疗药物为糖皮质激素。（2022-B）

## 第五节　肾盂肾炎

【考点1】肾盂肾炎致病菌多为肠道细菌，尤其是大肠埃希菌（占60%~80%）。（2021-A1）

【考点2】肾盂肾炎最常见的感染途径是上行感染，好发于女性。（2023-A1）

★【考点3】肾盂肾炎尿液检查可见脓尿，清洁中段尿培养细菌菌落计数≥$10^5$/mL。

★【考点4】急性肾盂肾炎病人应卧床，多饮水，每日入量在2500 mL以上。

【考点5】急性肾盂肾炎患者宜选择易消化、富含维生素的饮食。（2022-B）

## 第六节　肾衰竭

【考点1】肾功能开始恢复的一个标志是进行性尿量增多。

★【考点2】少尿期控制入液量：入液量=前一天的出液量+基础补液量（500 mL）。

【考点3】慢性肾衰竭病人贫血是由于肾脏促红细胞生成素生成减少。

★【考点4】慢性肾衰竭的早期表现是食欲减退，晚期常会出现代谢性酸中毒。（2021-A1）

【考点5】尿毒症常见的特点是脱水和水肿。

【考点6】急性肾损伤少尿期最主要的死亡原因是高血钾。（2022-A1）

【考点7】慢性肾衰竭最常见的病因是慢性肾小球肾炎。（2023-A1）

【考点8】肾衰竭病人早期除血肌酐升高外无临床症状。（2023-A1）

## 第七节　泌尿系统疾病病人常用诊疗技术及护理

【考点1】急性药物或毒物中毒，应争取在8~16 h 进行血液透析。

★【考点2】使用动静脉内瘘的病人，勿在瘘管所在肢体上输液、测血压等。

【考点3】透析病人两次透析间期的体重增长不能超过2.5 kg。

★【考点4】血液透析最常见的并发症是低血压。

【考点5】腹膜透析液的温度应保持在37℃。

【考点6】腹膜透析过程中出现发热、寒战、腹痛、透出液浑浊等，应考虑腹腔感染。立即取透出液做细菌培养，同时用新鲜透析液直接交换。

★★【考点7】经皮穿刺肾活组织检查术前2~3 天使用维生素 K 和广谱抗生素 5 天，术日晨清洁灌肠，禁食 4~6 h，术前 24 h 停止透析。术后 6 h 可协助病人轻微翻身，8 h 后移去沙袋。

| 第五章 |

## 血液及造血系统疾病病人的护理

> **考情分析**：本章重点考查第二、四节内容，主要题型为 A1、A2 型题。其中 2021 年占 3 分，2022 年占 5 分，2023 年占 8 分。

### 第一节　概述

【考点 1】造血器官：骨髓、胸腺、肝、脾和淋巴结。

★★【考点 2】轻度贫血 Hb>90 g/L；中度贫血 Hb 60~90 g/L；重度贫血 Hb 30~59 g/L；极重度贫血 Hb<30 g/L。

★【考点 3】正常成人白细胞数为 $(4~10)×10^9$/L。白细胞增多常见于急性感染、白血病等；白细胞减少常见于病毒感染、再生障碍性贫血。

### 第二节　贫血

★【考点 1】缺铁性贫血是一种小细胞低色素性贫血，在临床上最常见。（2022-A1）

【考点 2】十二指肠及空肠上段是铁的主要吸收部位。

【考点 3】成人缺铁性贫血最重要、最常见的原因是慢性失血。成年女性缺铁性贫血常见的原因是月经过多。（2022-B，2023-A1）

【考点 4】诊断缺铁准确度和敏感度最高的指标是血清铁蛋白。

★【考点 5】铁剂治疗：补充铁剂以口服为首选。一般 1~2 个月恢复正常，但需要继续服用铁剂 3~6 个月，待铁蛋白正常后停药。

【考点 6】缺铁性贫血应进食含铁丰富的食物，如动物肝脏、瘦肉、蛋

等。（2021–A1）

★★【考点 7】铁剂宜在餐后服用，主要的不良反应为恶心、呕吐、便秘等。避免与茶、牛奶、咖啡同时服用，可加用维生素 C、稀盐酸。服用液体铁剂时，应使用吸管。铁与肠道内硫化氢作用，导致黑便。肌内注射铁剂，应采用深部注射，并经常更换注射部位。（2023–A2）

【考点 8】营养性巨幼细胞贫血是叶酸和/或维生素 $B_{12}$ 缺乏引起的贫血，表现为大细胞性贫血。

★【考点 9】叶酸缺乏的表现：食欲减退、腹胀、腹泻、舌炎"牛肉舌"；维生素 $B_{12}$ 缺乏可出现末梢神经炎、共济失调等。

【考点 10】叶酸缺乏者宜多食绿色新鲜蔬菜、水果；维生素 $B_{12}$ 缺乏者宜多食动物肝、肉、蛋类、奶类。

【考点 11】再生障碍性贫血（简称再障）的主要病因是骨髓受到抑制。

【考点 12】急性再障最主要的死亡原因是颅内出血和感染。

★【考点 13】慢性再障最主要的表现是贫血，血象表现为全血细胞减少，呈正细胞正色素性贫血。

【考点 14】治疗慢性再障的首选药物为雄激素，其不良反应有肝脏损害及男性化作用、皮肤痤疮、体毛增多、下肢水肿。丙酸睾酮为油剂，应采用深部肌内注射，经常轮换注射部位。

【考点 15】小儿缺铁性贫血最主要的原因是铁需求量增加而摄入不足。（2022–B）

【考点 16】铁剂治疗缺铁性贫血后，若网织红细胞计数逐渐上升，表明治疗有效。（2023–A1）

## 第三节　出血性疾病

【考点 1】血小板减少性疾病中最常见的是免疫性血小板减少症。

【考点 2】免疫性血小板减少症的血象检查：血小板减少，急性型多低于 $20×10^9/L$，慢性型常为 $(30~80)×10^9/L$。

★【考点 3】免疫性血小板减少症的首选药物是糖皮质激素。

★【考点4】过敏性紫癜的治疗首选肾上腺皮质激素，疗效不佳时可用免疫抑制药。

## 第四节　白血病

★【考点1】急性白血病病人发热的主要原因是成熟粒细胞缺乏，与感染有关。出血的最主要原因是正常血小板缺乏。

【考点2】确诊白血病及其类型的重要依据是骨髓象检查。

★【考点3】口腔 pH 降低时易致真菌感染，可用3%碳酸氢钠漱口液抑制真菌生长；pH 升高时易发生细菌感染，可给予2%硼酸溶液漱口。

★★【考点4】化疗药物发生外渗时应立即停止注射，回抽 3～5 mL 血，局部注入生理盐水稀释药液，或用普鲁卡因封闭，也可用25%硫酸镁溶液湿敷。

★【考点5】阿霉素、柔红霉素、三尖杉酯碱等药物可引起心肌及心脏传导损害；甲氨蝶呤可引起口腔黏膜溃疡；长春新碱可引起末梢神经炎。

★【考点6】慢性粒细胞白血病慢性期最突出的体征是脾脏肿大。

【考点7】治疗慢性粒细胞白血病的首选药物是羟基脲，其次是白消安。

★【考点8】慢性淋巴细胞白血病的首发症状是淋巴结肿大。

【考点9】中枢神经系统白血病的临床表现为头痛、头晕、呕吐、颈强直，严重者甚至抽搐、昏迷，病人脑脊液压力增高。（2023-A2）

## 第五节　造血干细胞移植病人的护理

★【考点1】目前根治慢性粒细胞白血病的唯一方法是骨髓移植。

【考点2】骨髓移植入室前 3 天口服肠道不吸收的抗生素，进无菌饮食。

【考点3】急性移植物抗宿主病一般在移植后 3 个月内发生，主要表现为皮肤红色斑丘疹、腹泻、肝功能异常等。

★【考点4】骨髓穿刺部位及体位选择：髂前上棘取仰卧位；髂后上棘取仰卧位或俯卧位；胸骨取仰卧位；棘突穿刺病人反坐靠背椅，双臂伏于椅背上。

# ┃ 第六章 ┃

# 内分泌与代谢性疾病病人的护理

> **考情分析**：本章重点考查第二、五节内容，主要题型为 A1、A3、A4 型题。其中 2021 年占 5 分，2022 年占 6 分，2023 年占 6 分。

## 第一节　概述

【考点 1】垂体功能亢进可导致巨人症；垂体功能减退易发生侏儒症。呆小症：甲状腺激素分泌不足，智力低下。

★【考点 2】身体质量指数（BMI）= 体重（kg）/ [ 身高（m）]$^2$，BMI<18.5 kg/m$^2$ 为体重过低，BMI 24.0 ~ 27.9 kg/m$^2$ 为超重，BMI≥28.0 kg/m$^2$ 为肥胖。

## 第二节　甲状腺功能亢进症

【考点 1】甲状腺功能亢进症（简称甲亢）是甲状腺激素（TH）分泌过多所致的自身免疫性疾病。

★【考点 2】甲亢危象的主要诱因：应激状态、严重躯体疾病、口服过量 TH 制剂、严重精神创伤、手术中过度挤压甲状腺。

★★【考点 3】甲亢危象的临床表现：①高热(体温>39℃)；②心率增快（140~240 次/min）；③厌食、呕吐、腹泻、大汗、休克；④焦虑、烦躁、谵妄或昏迷；⑤可合并心力衰竭、肺水肿等。

【考点 4】血清甲状腺素测定：临床诊断甲亢的首选指标是游离 T3、游离 T4。T3 抑制试验可鉴别甲亢与单纯性甲状腺肿。

★【考点 5】抗甲状腺药物治疗的常用药物包括<u>硫脲类和咪唑类</u>。甲状腺危象的首选药物是<u>丙硫氧嘧啶</u>。（2021-A1）

【考点 6】甲亢突眼的护理：经常滴眼药，外出戴<u>茶色眼镜</u>，睡前涂眼膏、戴眼罩、抬高头部，<u>低盐饮食</u>。

★★【考点 7】抗甲状腺药物的不良反应以<u>粒细胞缺乏</u>最危险，白细胞计数$<3\times10^9$/L、粒细胞计数$<1.5\times10^9$/L 时应停药。

【考点 8】甲亢的临床表现：甲状腺对称性、弥漫性肿大，质软、无压痛，随吞咽上下活动，可伴有<u>血管杂音</u>或震颤。（2022-A1）

【考点 9】浸润性突眼：<u>左右眼球突眼度多不对称</u>，相差>3 mm，突眼度多大于 19 mm。（2023-A1）

## 第三节　甲状腺功能减退症

【考点 1】甲状腺功能减退症（简称甲减）最常见的类型是<u>原发性甲减</u>。

★【考点 2】甲减病人使用甲状腺制剂应从<u>小剂量</u>开始，逐渐增加；长期替代治疗的病人，应每 <u>6~12 个月</u>检测促甲状腺激素（TSH）。

## 第四节　皮质醇增多症

【考点 1】皮质醇增多症是由<u>肾上腺皮质醇分泌增多</u>所致，又称库欣综合征。

★【考点 2】皮质醇增多症的表现：<u>满月脸</u>、向心性肥胖、<u>水牛背</u>等。应给予高蛋白、高维生素、<u>低糖</u>、低脂、<u>低盐</u>食物。（2022-A1）

## 第五节　糖尿病

【考点 1】1 型糖尿病：胰岛 B 细胞毁坏，常导致<u>胰岛素绝对不足</u>。

【考点 2】2 型糖尿病：胰岛素抵抗和/或<u>胰岛素分泌障碍</u>。

★★【考点 3】糖尿病酮症酸中毒的特征性表现为<u>呼气烂苹果味</u>。（2022-A1）

【考点 4】高渗性非酮症糖尿病昏迷又称高渗性昏迷，出现<u>神经精神症</u>

状，表现为嗜睡、幻觉、定向障碍、偏盲、偏瘫等，最后导致昏迷。

【考点5】糖尿病感染以皮肤、胆道、泌尿道部位最常受累。

【考点6】糖尿病神经病变以周围神经病变最常见，表现为对称性肢体隐痛、刺痛或烧灼样痛，常有肢端感觉异样(如袜套状或手套状)。

★★【考点7】餐后 2 h 血糖≥11.1 mmol/L 和/或空腹血糖≥7.0 mmol/L 即可诊断为糖尿病。(2022-B)

【考点8】OGTT 试验日晨空腹取血后，成人口服葡萄糖水(75 g 葡萄糖粉溶于 250 mL 水中)，在 5 min 内服下。服后 30、60、120、180 min 时取静脉血测血糖。

★【考点9】糖化血红蛋白测定可反映糖尿病病人近 2~3 个月内血糖的平均水平。(2022-B，2023-B)

★【考点10】抢救糖尿病酮症酸中毒病人首要的、极其关键的措施是静脉输液。

【考点11】糖尿病的常用药物：促胰岛素分泌剂(格列本脲)、α-葡萄糖苷酶抑制药(阿卡波糖)、噻唑烷二酮类(罗格列酮)等。(2023-A1)

【考点12】磺脲类降糖药的主要作用机制是刺激胰岛素分泌，适用于有一定胰岛功能、经饮食控制效果不满意的 2 型糖尿病。

★【考点13】双胍类药物餐中或餐后服，α-葡萄糖苷酶抑制药与第一口饭同时嚼服。

★【考点14】低血糖反应：病人出现强烈饥饿感，伴软弱无力、恶心、心悸甚至意识障碍，或于睡眠中突然觉醒伴皮肤潮湿多汗。

【考点15】口服葡萄糖耐量试验(OGTT)适用于有糖尿病可疑而空腹或餐后血糖未达到糖尿病诊断标准者。(2023-B)

# | 第七章 |

## 风湿性疾病病人的护理

**考情分析**：本章重点考查第二、三节内容，主要题型为 A1、A2 型题。其中 2021 年占 1 分，2022 年占 4 分，2023 年占 1 分。

## 第一节　概述

【考点】风湿性疾病的临床表现：关节疼痛(首发)与肿胀、关节僵硬与活动受限、皮肤损害。

## 第二节　系统性红斑狼疮

【考点1】系统性红斑狼疮(SLE)是一种自身免疫性结缔组织病，以青年女性多见，与性激素异常有关。

★【考点2】SLE 皮肤损害以皮疹多见，最常见的是蝶形红斑。

【考点3】SLE 脏器损伤最常见于肾，常见的死亡原因是尿毒症。

★【考点4】SLE 最佳的筛选试验是抗核抗体，标志性抗体是抗 Sm 抗体。(2022-A1)

★【考点5】目前治疗 SLE 的主要药物是肾上腺皮质激素。

【考点6】SLE 病人应避免紫外线照射，避免刺激性物质接触皮肤，切勿热敷红肿疼痛的关节。(2022-A1)

★【考点7】SLE 病人应给予高蛋白、高营养、富含维生素的饮食，忌食芹菜。(2022-A2)

★★【考点8】长期应用肾上腺皮质激素治疗 SLE 的病人，需要补充钙剂及维生素 D，防止骨质疏松及股骨头无菌性坏死。

【考点 9】系统性红斑狼疮病人可以出现多个系统和脏器损害的症状。（2022-A1）

## 第三节　类风湿关节炎

【考点 1】类风湿关节炎是一种慢性全身性自身免疫性疾病。

★【考点 2】类风湿关节炎最早的关节症状为关节痛，最常见的关节畸形是梭状指，晨僵是活动期的标志。

【考点 3】类风湿结节活组织检查有助于类风湿关节炎的诊断。

★【考点 4】类风湿关节炎常用的药物是非甾体抗炎药。

★★【考点 5】类风湿关节炎急性期病人应卧床休息，限制受累关节活动，避免垂足、垂腕等关节畸形；恢复期病人，应鼓励及早进行关节功能锻炼。

# | 第八章 |

# 理化因素所致疾病病人的护理

**考情分析**：本章重点考查第二节内容，主要题型为 A2、A3、A4 型题。其中 2021 年占 4 分，2022 年占 9 分，2023 年占 5 分。

## 第一节　中毒概述

★★【考点1】洗胃时间一般在服毒后 6 h 内，采取头低位左侧卧位，每次注入液量 200~250 mL。

【考点2】接触性中毒：尽快将病人移离中毒现场，皮肤接触者可用大量肥皂水或清水冲洗，毒物污染眼睛可用清水反复冲洗至少 5 min。

【考点3】阿片类、吗啡的解毒剂是纳洛酮。（2023-A1）

## 第二节　有机磷杀虫药中毒

【考点1】有机磷杀虫药的主要毒性是抑制胆碱酯酶。（2022-A1）

★【考点2】有机磷杀虫药一般经皮肤吸收，有特殊大蒜气味。（2021-A2）

【考点3】毒蕈碱样症状出现最早，表现为胃肠道症状和呼吸系统症状。烟碱样症状表现为肌纤维颤动，后期出现肌力减退和瘫痪。

★【考点4】有机磷农药中毒主要死亡原因是呼吸衰竭。

【考点5】中间综合征：急性中毒后 24~96 h 病情突然加重，表现为肌无力。

【考点6】诊断有机磷中毒的主要指标是全血胆碱酯酶活力测定。

（2023-A1）

★【考点7】有机磷农药口服中毒者要用清水、生理盐水、2% 碳酸氢钠溶液(敌百虫忌用)反复洗胃。（2022-A1）

【考点8】有机磷农药中毒最常用药物为阿托品。（2022-A1）

★★【考点9】阿托品化：瞳孔较前扩大，颜面潮红，心率加快等。阿托品中毒：意识模糊、狂躁不安、谵妄、抽搐、瞳孔扩大等。（2023-A1）

【考点10】解除烟碱样症状常用胆碱酯酶复能剂，如碘解磷定和氯解磷定。

## 第三节　急性一氧化碳中毒

【考点1】CO 中毒机制为碳氧血红蛋白在体内蓄积。

★★【考点2】CO 中毒时，最先损害大脑，口唇呈樱桃红色。（2021-A1，2021-B，2022-A1）

★【考点3】轻度中毒：血液中 HbCO 浓度可在 10%~20%。中度中毒：血液中 HbCO 浓度 30%~40%。重度中毒：血液中 HbCO 浓度可高于 50%。（2022-B，2023-A1）

★【考点4】氧疗是治疗 CO 中毒最有效的方法，首选高压氧舱治疗。（2022-A1）

【考点5】CO 中毒病人应立即脱离中毒环境，转移至空气新鲜处。（2023-A1）

## 第四节　中暑

★【考点1】热衰竭(中暑衰竭)：最常见的类型，常发生于老年人、产妇及尚未能适应高温气候和环境者，体温基本正常。

★★【考点2】热痉挛(中暑痉挛)：以腓肠肌痉挛最为多见，体温多正常。

【考点3】日射病：病人出现剧烈头痛、头晕呕吐、烦躁不安，体温多不升高。

【考点4】热射病(中暑高热)：最严重类型，特点是高热、无汗、昏迷。

★【考点5】中暑降温常用药物为氯丙嗪。降温治疗时，每 10~15 min 测量 1 次生命体征。

# | 第九章 |

## 传染病病人的护理

> **考情分析**：本章重点考查第二、五节内容，主要题型为 A1、B 型题。其中 2021 年占 5 分，2022 年占 8 分，2023 年占 13 分。

### 第一节　传染病的临床特征

【考点 1】传染病的基本特征：病原体、传染性、流行性、地方性、季节性、外来性。

【考点 2】确定传染病检疫期的重要依据是潜伏期。

【考点 3】对传染病病人应尽量做到"五早"：早发现、早诊断、早隔离、早治疗、早报告。

★【考点 4】甲类传染病(鼠疫、霍乱)要求 2 h 内上报；乙类传染病，肺炭疽、传染性非典型肺炎要求 2 h 内上报，其余要求发现后 24 h 内上报；丙类传染病，要求发现后 24 h 内上报。(2023-A1、A3、A4、B)

【考点 5】消化道隔离为棕色标志；呼吸道隔离为蓝色标志；严密隔离为黄色标志；接触隔离为橙色标志。(2023-A3、A4)

### 第二节　病毒性肝炎

【考点 1】甲型肝炎的主要传染源是甲型肝炎病人和隐性感染者。

★【考点 2】甲型肝炎早期诊断最可靠的血清学标志是血清抗-HAV IgM。

【考点 3】甲型肝炎保护易感人群。①主动免疫：易感人群可接种甲型肝炎减毒活疫苗。②被动免疫：对甲型肝炎病人的接触者，可应用人血清丙种球蛋白或胎盘球蛋白肌内注射，时间不宜迟于接触后 7～14 天。（2021-A1）

【考点4】乙型肝炎是由乙型肝炎病毒（HBV）引起的，主要通过血液途径传播的肝脏疾病。

【考点5】淤胆型乙型肝炎主要表现：黄疸具有"三分离"的特征，黄疸深，但消化道症状轻；ALT 升高不明显；PTA 下降不明显。

★★【考点6】乙型肝炎感染的主要标志是 HBsAg 阳性，感染恢复的标志是 HBsAb 阳性。

★【考点7】急性肝炎发病后 1 个月内应卧床休息，肝功能正常 1～3 个月后可恢复日常活动及工作。

【考点8】慢性肝炎：病程超过半年，肝功能异常和症状反复出现，根据病情可分为轻度、中度、重度。（2022-A1）

## 第三节　流行性乙型脑炎

★【考点1】流行性乙型脑炎是由乙型脑炎病毒引起，经蚊传播的中枢神经系统急性传染病。流行于夏秋季，主要传染源是猪。（2022-A1，2023-A1、B）

★【考点2】乙脑的主要症状是意识障碍，最严重的表现为呼吸衰竭。持续高热是乙脑必有症状，多呈稽留热型。

【考点3】乙脑最常用检测方法是特异性 IgM 抗体测定，脑脊液检查有早期诊断价值。

## 第四节　艾滋病

★【考点1】艾滋病病毒主要感染 CD4$^+$T 淋巴细胞。

【考点2】艾滋病传播途径：性接触传播（最主要）、血源传播、母婴传播。（2022-A1，2023-A1）

【考点3】获得性免疫缺陷综合征的发展过程包括急性感染期、无症状感染期、持续性全身淋巴结肿大综合征、艾滋病期。

★★【考点4】针刺或实验室意外感染者2 h内用齐多夫定治疗，疗程4~6周，不良反应主要是骨髓抑制，应定期检查血象。

【考点5】艾滋病患者最常见的机会性感染是卡氏肺孢子虫肺炎，它是引起艾滋病患者死亡的主要原因。（2022-A1）

## 第五节　狂犬病

【考点1】狂犬病是由狂犬病毒引起的急性传染病，可通过直接接触传播。

★【考点2】狂犬病前驱期伤口附近常有麻木、痒、痛及蚁走感等异常感觉。兴奋期特有的表现是恐水。

【考点3】人被犬咬伤后应及时用20%肥皂水清洗伤口，至少半小时。

## 第六节　流行性出血热

★【考点1】流行性出血热主要由汉坦病毒引起，主要传染源是鼠，传播途径有呼吸道传播、消化道传播、接触传播、母婴传播。（2022-A1、A2，2023-A1）

【考点2】流行性出血热主要表现是发热、出血和肾功能损害。

## 第七节　伤寒

★【考点1】伤寒由伤寒杆菌引起，传播的重要途径是水源污染。

【考点2】确诊伤寒的依据是血培养，肥达反应对伤寒诊断有辅助价值。

【考点3】伤寒治疗首选喹诺酮类药物。

★【考点4】伤寒带菌者给予肠道传染病隔离。临床症状完全消失后2周或临床症状消失及停药后1周，尿、粪培养连续2次阴性，方可解除隔离。

★★【考点5】伤寒腹胀时可用松节油热敷腹部及肛管排气，禁用新斯的明。伤寒便秘者可使用开塞露或用温生理盐水低压灌肠，禁用泻药。

【考点6】伤寒杆菌内毒素是致病的主要因素。（2023–A1）

## 第八节　细菌性痢疾

【考点1】细菌性痢疾是由志贺菌(痢疾杆菌)引起的急性肠道传染病。

★【考点2】细菌性痢疾表现为发热、腹泻、腹痛、里急后重、黏液脓血便。

【考点3】病程反复无常发作或迁延不愈超过2个月，称为慢性菌痢。

★【考点4】细菌性痢疾给予消化道隔离，临床症状消失、粪便培养2次阴性，方可解除隔离。

【考点5】细菌性痢疾采取"三管一灭"：管好水、粪和饮食，以及消灭苍蝇。

## 第九节　流行性脑脊髓膜炎

【考点1】流行性脑脊髓膜炎简称流脑，主要由脑膜炎球菌引起。

【考点2】流脑的主要传播途径是呼吸道传播，流行于冬春季。

【考点3】暴发型流脑以儿童多见。

★【考点4】细菌学检查检出脑膜炎球菌是确诊的重要依据。

★【考点5】流脑病人脑脊液呈化脓性改变，外观呈浑浊或脓性，蛋白含量增高，糖含量明显减少。

# | 第十章 |

# 神经系统疾病病人的护理

> **考情分析**：本章重点考查第三、四节内容，主要题型为 A1 型题。
> 其中 2021 年占 5 分，2022 年占 5 分，2023 年占 6 分。

## 第一节　概述

【考点1】深昏迷：病人对任何刺激均无反应，瞳孔对光反射、咳嗽反射、吞咽反射和角膜反射等均消失，伴有生命体征的改变。

★【考点2】肌力分级：0 级为完全瘫痪；1 级为肌肉可收缩，但不能产生动作；2 级为肢体能在床上移动，但不能抵抗自身重力，不能抬起；3 级为肢体能抵抗重力，离开床面，但不能抵抗阻力；4 级为肢体能做抗阻力动作，但未达到正常；5 级为正常肌力。（2023-A1）

【考点3】交叉性瘫痪：表现为病变侧脑神经麻痹和对侧肢体的瘫痪，如脑干病变。

## 第二节　急性炎性脱髓鞘性多发性神经根病

【考点1】急性炎性脱髓鞘性多发性神经根病又称吉兰-巴雷综合征，是一种免疫介导的周围神经病，主要损害多数脊神经根和周围神经，也常累及脑神经。（2023-A1）

★★【考点2】吉兰-巴雷综合征的首发症状为四肢对称性肌无力，典型的脑脊液改变为蛋白-细胞分离现象。

# 第三节　癫痫

【考点1】全面强直-阵挛发作：突发意识丧失、双侧强直后出现阵挛为此类型的主要特征。

【考点2】若全面强直-阵挛发作持续 5 min 以上即考虑癫痫持续状态。首选药物为地西泮 10~20 mg 静脉注射，速度 ≤2 mg/min。

★★【考点3】癫痫发作时需有专人守护，并立即解开衣领、衣扣和腰带，将缠有纱布的压舌板或小布卷置于病人一侧上、下臼齿间，有义齿者必须取出。头偏向一侧，不可强行按压或用约束带捆扎抽搐的肢体，以防骨折。禁止口腔测温，应测腋下温度或肛温。

★【考点4】癫痫持续状态病人静注地西泮时，应重点观察呼吸抑制。（2022-A1）

# 第四节　脑血管疾病

★【考点1】短暂性脑缺血发作(TIA)是由于局部脑组织或视网膜缺血引起的短暂性神经功能缺损，临床症状一般不超过 1 h，最长不超过 24 h。（2021-A1）

【考点2】脑梗死中以脑血栓形成多见，脑栓塞以心源性栓子多见。

★★【考点3】脑梗死多在病人睡眠和安静时发生，24 h 后脑梗死区 CT 检查可见低密度灶。

★【考点4】脑梗死早期溶栓应在发病后 3~4.5 h 内采用溶栓治疗。

★【考点5】脑出血以壳核区出血最为多见，常有偏瘫、偏盲和偏身感觉障碍(三偏综合征)。

【考点6】脑桥出血表现为交叉性瘫痪、中枢性高热、呼吸不规则；小脑出血可表现为两眼向病变侧同向凝视。

【考点7】蛛网膜下腔出血最常见的病因是先天性动脉瘤破裂。

★★【考点8】蛛网膜下腔出血最具特征性的体征为颈项强直等脑膜刺激征。脑脊液检查：脑脊液压力升高($>200$ mmH$_2$O)。

【考点9】蛛网膜下腔出血病人应保持安静，绝对卧床休息 4~6 周。

## 第五节　帕金森病

★★【考点】帕金森病首发症状多为动作不灵活和震颤，逐渐出现静止性震颤呈"搓丸样动作"，还可出现慌张步态、写字过小症、面具脸、齿轮样肌强直。（2022-A1，2023-A1）

## 第六节　重症肌无力

★★【考点1】重症肌无力病人眼外肌最先受累，症状呈晨轻暮重。（2021-A1）

【考点2】对重症肌无力患者有意义的辅助检查有疲劳试验、抗胆碱酯酶药物试验、重复电刺激、AChR 抗体测定、胸腺 CT、MRI 检查。（2022-A1）

【考点3】70% 的重症肌无力病人有胸腺肥大，10%~15% 的重症肌无力病人合并胸腺瘤。（2023-A3、A4）

## 第七节　神经系统疾病病人常用诊疗技术及护理

【考点1】颅内压明显增高病人禁做腰穿。

★【考点2】腰穿穿刺点一般选择第 3~4 或第 4~5 腰椎棘突间隙。穿刺后协助病人去枕平卧 4~6 h。

做题是巩固知识的必要环节，能有效提升通过率。

易哈佛 CEO：小麦

微信扫描二维码
进入 VIP 题库做题

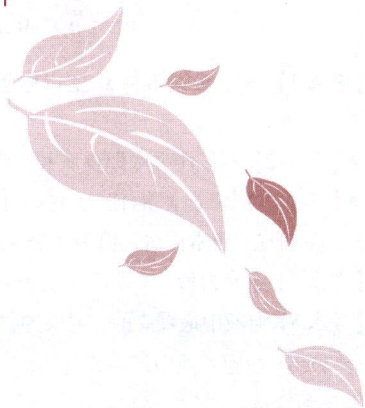

第二篇

外科护理学

| 第一章 |

# 水、电解质、酸碱代谢失调病人的护理

**考情分析**：本章重点考查第二节内容，主要题型为 A1 型题。其中 2021 年占 3 分，2022 年占 7 分，2023 年占 8 分。

## 第一节　正常体液平衡

【考点 1】成年男性液体总量占体重的 60%，女性为 50%，婴幼儿为 70%～80%。

★【考点 2】不显性失水即皮肤和呼吸蒸发的水分，每日约 800 mL。

★【考点 3】正常血钠值为 135～145 mmol/L。正常血钾值为 3.5～5.5 mmol/L。正常血清钙值为 2.25～2.75 mmol/L。

【考点 4】正常血液 pH 维持在 7.35～7.45。

【考点 5】血液中最重要的一对缓冲物质是 $HCO_3^-$ 和 $H_2CO_3$。（2022-A1）

【考点 6】细胞外液中最主要的阳离子是 $Na^+$，其作用是维持细胞外液渗透压和容量。（2022-A1）

【考点 7】细胞外液的主要阴离子是 $Cl^-$ 和 $HCO_3^-$。（2022-A1）

## 第二节　水和钠代谢紊乱的护理

【考点 1】高渗性脱水的病因：水分摄入不足或排出过多，如禁食、呼吸深快、高热。血清钠高于 150 mmol/L。（2023-B）

★【考点 2】高渗性脱水的临床表现。①轻度脱水：口渴伴有少尿，水分丧失量多为体重的 2%～4%。②中度脱水：口渴更加明显，黏膜干燥、皮肤弹性下降、眼窝凹陷、尿更少、尿比重高，水分丧失量多为体重的 4%~6%。③重度脱水：水分丧失量大于体重的 6% 时，出现高热及神经精神症状。（2022-A1，2023-A1、A2）

★★【考点3】高渗性脱水治疗原则：鼓励饮水；不能饮水者静脉滴注 5% 葡萄糖溶液。（2023-A1）

【考点4】低渗性脱水的病因：反复呕吐、严重腹泻、创面的大量渗液等。

【考点5】低渗性脱水的治疗原则：轻者静脉补充等渗盐水即可，重者先晶后胶，再给高渗盐水（3%~5% 氯化钠溶液）200~300 mL。

★【考点6】等渗性脱水的病因：急性腹膜炎、急性肠梗阻和大量呕吐及大面积烧伤等。（2023-B）

★★【考点7】等渗性脱水的治疗原则：静脉补充等渗盐水和平衡盐，还应补充每日需要水量 2000 mL 和氯化钠 4.5 g。纠正缺水后盐水与葡萄糖交替应用。

## 第三节　钾代谢异常的护理

★【考点1】低钾血症的临床表现：疲乏无力，腱反射减弱或消失；恶心呕吐，肠鸣音减弱或消失；严重者出现室颤或心脏停搏。

★★【考点2】低钾血症的治疗原则：尽量选口服补钾。静脉补钾应注意：见尿补钾（尿量 >40 mL/h）；浓度不宜过高（≤0.3%）；速度不宜过快（≤60 滴/min）；总量不可过大（3~6 g/d）。（2021-A1，2023-A1）

【考点3】高钾血症的病因：摄入过多、排出减少、体内转移、酸中毒。

★【考点4】高钾血症的辅助检查：血清钾大于 5.5 mmol/L；心电图检查 T 波高而尖。

【考点5】严重组织损伤，输入大量库存血或溶血等可引起血钾增高。（2023-A1）

## 第四节　钙、镁、磷代谢异常的护理

★【考点】低钙血症的主要表现为手足抽搐，腱反射亢进。血清钙低于 2.25 mmol/L。

## 第五节　酸碱平衡失调的护理

★【考点 1】代谢性酸中毒的病因：体内酸性物质积聚过多、碱性物质丢失、外源性固定酸摄入过多、高钾血症。临床表现：呼吸深而快，呼出气体有酮味，颜面潮红，口唇樱红，中枢神经系统改变。（2022-A2）

【考点 2】代谢性碱中毒的原因：酸性物质丢失过多、碱性物质输入过多、低钾性碱中毒。

【考点 3】呼吸性酸中毒的临床表现：呼吸困难、气促、胸闷、发绀、头痛、谵妄、昏迷等。取高坡半卧位，鼓励病人深呼吸。

★★【考点 4】补液量＝生理需要量+累积丧失量+继续损失量。补液原则：先盐后糖，先晶后胶，先快后慢，见尿补钾。

【考点 5】呼吸性酸中毒实验室检查：血 pH 明显降低，$HCO_3^-$ 正常或代偿性增高，$PaCO_2$ 增高。（2023-A1）

# | 第二章 |

# 外科休克病人的护理

**考情分析：** 本章重点考查第二、三节内容，主要题型为 A1 型题。其中 2021 年占 3 分，2022 年占 3 分，2023 年占 3 分。

## 第一节　概述

**【考点 1】** 休克可分为低血容量性、感染性、心源性、神经源性和过敏性休克。

**【考点 2】** 休克的病理生理基础是有效循环血量锐减和组织灌注不足。

**★★【考点 3】** 休克严重程度判断。（2021-A1，2023-A1）

| 休克程度 | 脉搏 | 血压 | 尿量 | 估计失血量 |
|---|---|---|---|---|
| 轻度 | <100 次/min | 收缩压正常或稍升高，舒张压增高，脉压缩小 | 正常 | <20%（<800 mL） |
| 中度 | 100～120 次/min | 收缩压为 90～70 mmHg，脉压小 | 尿少 | 20%～40%（800～1600 mL） |
| 重度 | 速而细弱，或摸不清 | 收缩压<70 mmHg 或测不到 | 尿少或无尿 | >40%（>1600 mL） |

## 第二节　外科常见的休克

**★【考点 1】** 外科最常见的休克类型是低血容量性休克。（2022-A1）

**【考点 2】** 治疗低血容量性休克的关键是及时补充血容量，治疗病因和阻止继续失血、失液。

【考点3】感染性休克常继发于以**革兰氏阴性杆菌**为主的感染，在休克未纠正以前，以**抗休克**为主，同时抗感染。休克控制后，治疗感染。

# 第三节　护理

★★【考点1】中心静脉压与补液的关系。（2023-A2）

| CVP | BP | 原因 | 处理原则 |
|-----|-----|------|----------|
| 低 | 低 | 血容量严重不足 | 充分补液 |
| 低 | 正常 | 血容量不足 | 适当补液 |
| 高 | 低 | 心功能不全或血容量相对过多 | 强心药，纠正酸中毒，舒张血管 |
| 高 | 正常 | 容量血管过度收缩 | 舒张血管 |
| 正常 | 低 | 心功能不全或血容量不足 | 补液试验 |

【考点2】休克好转指标：病人从烦躁转为**平静**，淡漠迟钝转为**对答自如**；唇色红，肢体转暖；**尿量>30 mL/h**。

★【考点3】休克病人切忌应用**热水袋**、电热毯等进行体表加温。休克病人取**中凹卧位**。（2021-A3、A4）

# | 第三章 |

## 多器官功能障碍综合征

> **考情分析**：本章重点考查第三、四节内容，主要题型为 A1 型题。其中 2022 年占 3 分，2023 年占 4 分。

### 第一节　概述

★【考点】多器官功能障碍综合征（MODS）是指急性疾病过程中，同时或序贯发生两个或两个以上重要器官或系统的急性功能障碍。最常见于肺。（2022-A1）

### 第二节　急性肾衰竭

【考点 1】肾衰竭按原因分为肾前型（肾血流减少：休克）、肾型（肾脏本身疾病）、肾后型（尿路梗阻：双肾结石）。

★★【考点 2】肾衰竭分期。①少尿或无尿期：高钾血症是最危险的并发症，也是最常见的死亡原因。②多尿期：每日尿量>800 mL，易并发脱水及低血钾、低血钠症，继发感染。③恢复期。

★【考点 3】肾衰竭补液原则是"量出为入，宁少勿多"。

【考点 4】肾衰竭少尿期 3 天内，不宜摄入蛋白质，禁含钾食物，不输库存血。

【考点 5】急性肾衰竭病人少尿期或无尿期最关键的治疗措施是严格限制入量。（2023-A1）

【考点 6】最容易引起急性肾衰竭的外伤是挤压伤。（2022-A1）

【考点7】水中毒是肾衰竭早期死亡最常见的原因。（2023-B）

## 第三节　弥散性血管内凝血

★【考点1】弥散性血管内凝血（DIC）病理特征是微循环内广泛性微血栓形成。

【考点2】DIC 最常见的原因是感染。

★【考点3】肝素用药前、用药后 2 h 测定凝血时间。如凝血时间短于 12 min，提示肝素剂量不足；超过 30 min 提示过量；20 min 左右表示剂量合适。使用过量可致出血，若大出血不止，可用等量的鱼精蛋白拮抗。（2023-A3、A4）

【考点4】DIC 最早的征兆是护士抽血取化验标本时，发现血液易凝固不易抽出，严重患者的皮肤上出现瘀点或紫斑。（2022-A1）

| 第四章 |

# 麻醉病人的护理

**考情分析**：本章主要题型为 A1 型题。其中 2021 年占 1 分，2022 年占 4 分，2023 年占 3 分。

【考点1】常见的局部麻醉有表面麻醉、局部浸润麻醉、区域阻滞麻醉、神经阻滞麻醉、神经丛阻滞麻醉。

★★【考点2】术前对于易消化固体食物或非母乳至少禁食 6 h,对于油炸食物、富含脂肪或肉类食物至少禁食 8 h,所有病人术前 2 h 可饮少量水。

【考点3】局麻药中毒常见原因：①药液浓度过高；②用量过大；③不慎将药液注入血管；④局部组织血运丰富，吸收过快；⑤病人体质差，对局部麻醉药耐受力低。

★【考点4】蛛网膜下腔阻滞术后去枕平卧 6~8 h。

★【考点5】蛛网膜下腔阻滞术后头痛：主要是腰椎穿刺时刺破硬脊膜和蛛网膜，致使脑脊液流失，颅内压下降，颅内血管扩张刺激所致。发生在穿刺后 2~7 日。

★【考点6】硬膜外阻滞术后平卧 4~6 h,但不必去枕。

【考点7】硬膜外麻醉最危险的并发症是全脊麻。（2022-B）

【考点8】抗组胺药常用的有异丙嗪、阿利马嗪（异丁嗪）。（2023-A1）

【考点9】镇痛药包括吗啡、哌替啶等。（2023-A1）

| 第五章 |

# 复苏

考情分析：本章主要题型为 A1 型题。其中 2022 年占 1 分。

【考点 1】触摸颈动脉搏动：一手示指和中指并拢，置于病人气管正中旁开 2~3 cm，触摸颈动脉搏动时间小于 10 s。

★★【考点 2】人工循环：下压病人胸骨下段，使胸骨下陷 5 cm，每分钟按压频率 100~120 次。

【考点 3】气道开放：若无颈部损伤，用仰头抬颏法打开气道；若有颈部损伤，用双手托颌法。

★【考点 4】人工循环与人工呼吸的比例为 30 : 2。

【考点 5】胸外心脏按压有效的标志：大动脉出现搏动；收缩压在 60 mmHg 以上；瞳孔缩小；皮肤转红润；自主呼吸恢复。

★【考点 6】心肺脑复苏首选药物是肾上腺素，首选静脉给药。

【考点 7】胸外除颤电极板放置位置：左侧第 5 肋间腋前线、胸骨右缘第 2~3 肋间。成人除颤电能单相波为 360 J。

★【考点 8】脑复苏的关键是防治脑水肿。使用 20% 甘露醇或 25% 山梨醇降低脑水肿，每次 200~250 mL 静脉快速滴入，一般在 15~30 min 滴完。

【考点 9】脑复苏措施：使用物理降温前先用降温辅助药物，然后戴冰帽，在腋窝、腹股沟、颈部等处放置冰袋。（2022-A1）

| 第六章 |

# 重症病人的监护

> **考情分析**：本章重点考查第一节内容，主要题型为 A1 型题。其中 2023 年占 1 分。

★【考点 1】潮气量：正常值为 400~500 mL。

【考点 2】动脉血氧分压（$PaO_2$）：正常值为 80~100 mmHg。

【考点 3】动脉二氧化碳分压（$PaCO_2$）：正常值为 34~45 mmHg。

【考点 4】血氧饱和度（$SaO_2$）：正常值为 96%~100%。

【考点 5】剩余碱（BE）：正常值为 ±3 mmol/L。BE 负值增加，表明**代谢性酸中毒**；BE 正值增加，表明代谢性碱中毒。

★【考点 6】创伤后尿液多为鲜红色；若尿色呈深茶色，提示**溶血现象**；若尿液浑浊且有泡沫，多提示**尿路感染**或尿中含有多量蛋白。

★★【考点 7】吸氧浓度（%）= 21+4×氧流量（L/min）。

【考点 8】人工气道包括气管切开和**气管插管**。

★【考点 9】行气管插管病人，气管套囊每隔 4~6 h 放气 3~5 min。

【考点 10】行气管切开病人，固定导管的纱布以容纳**一指**为宜。

【考点 11】撤机生理参数：自主呼吸频率<25~30 次/min；每分通气量<10 L/min；$PaCO_2$、pH 达正常水平；$PaO_2$>60 mmHg 等。

【考点 12】如果病人出现**烦躁不安**，自主呼吸频率加快，**心动过速**，以及 $SaO_2$、$PaO_2$ 下降，$PaCO_2$ **升高**，应当停止或减慢撤离呼吸机的过程。

| 第七章 |

# 外科围手术期护理

考情分析：本章重点考查第一节内容，主要题型为 A1 型题。其中 2021 年占 3 分，2022 年占 1 分，2023 年占 3 分。

★【考点 1】有吸烟嗜好者，术前 2 周应戒烟。

【考点 2】结直肠手术病人于术前一日晚用肥皂水灌肠或使用开塞露。

★★【考点 3】肠道手术病人，术前 2~3 天开始进流食，口服肠道抑菌药物。

【考点 4】急性心肌梗死病史者 6 个月内不行择期手术。

【考点 5】糖尿病病人手术前应将血糖控制在 7.77~9.99 mmol/L。

【考点 6】手术人员穿无菌手术衣及戴好无菌手套后，背部、腰部以下和肩部以上都视为有菌区。（2022-A1）

★【考点 7】无菌手套破损或接触有菌物品时，应立即更换。无菌区的布单若被水或血湿透，应加盖干的无菌巾或更换新的无菌单。

★★【考点 8】全麻尚未清醒者，取平卧位，头转向一侧；颅脑手术后，无休克或昏迷，可取 15°~30°头高足低斜坡卧位；颈、胸部手术后，多采用高半坐卧位；腹部手术后，多采用低半坐卧位或斜坡卧位。

★【考点 9】外科手术热：是术后病人最常见的症状，手术后病人的体温可略升高，一般不超过 38℃。

【考点 10】切口感染常发生于术后 3~4 天。（2021-A1）

★【考点 11】深静脉血栓形成应采取的措施：抬高患肢、制动，局部用

50%硫酸镁湿敷，配合理疗和全身性抗生素治疗；禁忌经患肢静脉输液；严禁按摩患肢；溶栓治疗和抗凝治疗。

| 第八章 |

# 疼痛病人的护理

**考情分析**：本章重点考查第一节内容，主要题型为 A1 型题。

## 第一节　概述

【考点 1】解热抗炎镇痛药：通过抑制前列腺素的合成而镇痛，如阿司匹林、对乙酰氨基酚、吲哚美辛、布洛芬。

【考点 2】麻醉性镇痛药：通过与中枢神经的阿片受体结合而产生镇痛效果，如吗啡、哌替啶、芬太尼、可待因。

★【考点 3】癌症疼痛的药物治疗多采用三阶梯给药方案：非阿片类镇痛药（阿司匹林）—弱阿片类镇痛药（可待因）—强阿片类镇痛药（吗啡）。

## 第二节　疼痛病人的护理

【考点】疼痛测量的工具：口述分级评分法、行为疼痛测定法、数字评分法、视觉模拟评分法、面部表情测量图等。

# | 第九章 |

# 营养支持病人的护理

**考情分析**：本章重点考查第三节内容，主要题型为 B 型题。其中 2021 年占 1 分，2023 年占 2 分。

## 第一节 手术、创伤、严重感染后的营养代谢特点

【考点】人体的糖原储备有限，在饥饿状态下只可供能 12 h。

## 第二节 肠内营养

★【考点1】肠道梗阻、胃肠道有活动性出血、严重肠道炎症、腹泻及休克病人禁用肠内营养。

★【考点2】配制好的营养液应置于 4℃ 以下的冰箱内暂时存放，并于 24 h 内用完。营养液输入的温度一般控制在 38℃ 左右。（2022-A1）

## 第三节 肠外营养

【考点1】肠外营养的适应证：胃肠道消化吸收功能障碍；腹泻、呕吐严重；因疾病或治疗需要胃肠道休息；高代谢状态，胃肠营养不能满足；癌瘤放化疗时期等。

【考点2】输注 20% 的脂肪乳剂 250 mL 需 4~5 h。（2023-A3、A4）

★【考点3】肠外营养穿刺插管部位应每日消毒、更换敷料，并观察和记录有无红肿热痛等感染征象，如有感染应通知医生并拔管，同时做导管尖端细菌培养。

# | 第十章 |

# 外科感染病人的护理

考情分析：本章重点考查第三节内容，主要题型为 A1 型题。其中 2021 年占 5 分，2022 年占 3 分，2023 年占 4 分。

## 第一节　概述

【考点 1】急性感染病程多在 3 周以内，慢性感染病程持续 2 个月以上。

★★【考点 2】非特异性感染的典型症状：红、肿、热、痛、功能障碍。

## 第二节　全身性感染

【考点 1】脓毒症是指因致病菌引起的全身性炎症反应，如体温、循环、呼吸等明显改变的外科感染的统称。

★【考点 2】在脓毒症基础上，细菌侵入血液循环，血培养检出致病菌者，称为菌血症。

【考点 3】菌血症：一般起病急骤，在突发剧烈寒战后，出现 40~41℃ 的高热，体温每日波动在 0.5~1.0℃，呈稽留热。眼结膜、黏膜、皮肤常出现淤血点。（2022-A1）

【考点 4】全身性感染患者寒战高热时做血液细菌或真菌培养。（2023-A2）

## 第三节　破伤风

★【考点 1】破伤风是由破伤风梭菌侵入人体伤口并在缺氧环境下生长

繁殖、产生毒素引起的一种特异性感染。

★★【考点 2】破伤风最初受影响的肌群是咀嚼肌。（2021-A1）

★【考点 3】破伤风的典型症状是在肌肉紧张性收缩基础上，呈阵发性强烈痉挛，出现张口困难，甚至牙关紧闭；随后出现苦笑面容、颈项强直、角弓反张。

★【考点 4】破伤风病人应用 3%过氧化氢溶液冲洗伤口。（2022-A1，2023-A1）

【考点 5】破伤风治疗应中和游离毒素，早期注射破伤风抗毒素。

★【考点 6】治疗破伤风的重要环节是控制并解除痉挛。（2021-A1）

【考点 7】破伤风应行接触隔离，所有器械、敷料均须专用，使用后器械用 0.5%有效氯溶液浸泡 30 min 或用 1%过氧乙酸溶液浸泡 10 min，清洗后高压蒸汽灭菌，敷料应焚烧。

# | 第十一章 |

# 损伤病人的护理

**考情分析**：本章重点考查第二节内容，主要题型为 A1、A3、A4 型题。其中 2021 年占 4 分，2022 年占 8 分，2023 年占 3 分。

## 第一节　概述

【考点1】一期愈合：又称原发愈合。伤口组织修复以原来的细胞组织为主，连接处仅有少量纤维组织，伤口边缘整齐、严密、平滑，呈线状。（2021-A1）

【考点2】二期愈合：又称瘢痕愈合。此类伤口愈合以纤维组织修复为主，修复较慢，瘢痕明显，愈合后对局部结构和功能有不同程度的影响。

★【考点3】清洁伤口：无菌手术切口。污染伤口：被异物或细菌沾染，但未发生感染的伤口，一般指伤后 6~8 h 处理的伤口。

【考点4】抗生素在伤后 4~6 h 应开始使用。

★★【考点5】小范围软组织创伤后应在 12 h 内局部冷敷，以减少渗血和肿胀。12 h 后可热敷和理疗，促进吸收和炎症消退。

## 第二节　烧伤病人的护理

【考点1】烧伤后最早的反应是体液渗出。

★【考点2】中国新九分法可简记为 3、3、3（头、面、颈），5、6、7（双手、双前臂、双上臂），5、7、13、21（双臀、双足、双小腿、双大腿），13、13、1（躯干前、躯干后、会阴）。（2022-A3、A4，2023-A2）

★★【考点3】烧伤深度。（2022-A1）

1.Ⅰ度烧伤：又称红斑烧伤，仅伤及表皮浅层，表现为皮肤灼红，痛觉敏感，干燥无水疱，脱屑后初期有色素加深，后渐消退，不留痕迹。

2.浅Ⅱ度烧伤：伤及表皮全层与真皮浅层，有大小不一的水疱，疱壁较薄、内含黄色澄清液体、基底潮红湿润，疼痛剧烈，水肿明显；1~2 周愈合，有色素沉着，无瘢痕。

3.深Ⅱ度烧伤：伤及真皮层，可有水疱，疱壁较厚、基底苍白与潮红相间、稍湿，痛觉迟钝，有拔毛痛；3~4 周愈合，留有瘢痕。

4.Ⅲ度烧伤：伤及皮肤全层，可达皮下、肌肉或骨骼，创面无水疱，痛觉消失，无弹性，干燥如皮革样或呈蜡白、焦黄，甚至炭化成焦痂。

【考点4】烧伤严重程度。（2023-A2）

1.轻度烧伤：Ⅱ度面积<10%。

2.中度烧伤：Ⅱ度面积为 11%~30% 或Ⅲ度面积<10%。

3.重度烧伤：总烧伤面积为 31%~50% 或Ⅲ度面积为 11%~20%，或虽然Ⅱ度、Ⅲ度面积不足上述百分数，但病人已并发休克、吸入性损伤或合并较重的复合伤。

4.特重烧伤：总烧伤面积>50% 或Ⅲ度面积>20% 或已有严重并发症。

★★【考点5】第一个 24 h 补液量=体重（kg）×烧伤面积（%）×1.5 mL（儿童 1.8 mL，婴儿 2 mL）+2000 mL（儿童 60~80 mL/kg，婴儿 100 mL/kg）。（2022-A3、A4，2023-A2）

★【考点6】补液应遵循先快后慢、先晶后胶、先盐后糖的原则，补液总量的一半应在伤后 8 h 内输完。

【考点7】补液时，胶体液和晶体液的比例是 1∶2。晶体液首选平衡液，胶体液首选同型血浆。

【考点8】暴露疗法应控制室温为 28~32℃，湿度为 70% 左右。

【考点9】体液渗出速度以伤后 6~12 h 最快，持续 24~48 h，严重烧伤可延至 48 h 以上。（2023-A1）

# | 第十二章 |

# 器官移植病人的护理

**考情分析**：本章重点考查第二节内容，主要题型为 A1 型题。其中 2022 年占 2 分，2023 年占 1 分。

## 第一节　概述

【考点 1】移植的分类：按移植物来源可分为自体移植、同质移植、同种异体移植、异种异体移植。

【考点 2】超急性排斥反应：在移植手术后 24 h 内或更短时间内发生，移植器官造成广泛血栓，切面可见严重的弥漫性出血，移植器官功能迅速衰竭。

【考点 3】断肢再植属于自体移植。（2022-A1）

## 第二节　肾移植

【考点 1】肾移植病人取平卧位，手术侧下肢屈曲 15°～25°。

★【考点 2】感染是肾移植术后最常见的并发症，也是造成病人死亡的主要原因。出血或血肿是早期常见的并发症之一。

【考点 3】肾移植术后病人终身服用免疫抑制药物。

【考点 4】肾移植病人发生急性排斥反应时，应遵医嘱及时执行抗排斥反应冲击治疗。（2022-A1）

# | 第十三章 |

# 肿瘤病人的护理

**考情分析**：本章重点考查第二节内容，主要题型为 A1、B 型题。其中 2021 年占 1 分，2022 年占 2 分，2023 年 3 分。

## 第一节　概述

【考点1】良性肿瘤细胞分化成熟，不发生转移；恶性肿瘤细胞分化不成熟，呈浸润性破坏性生长。

★【考点2】肿瘤 TNM 分期法：T 代表原发肿瘤，N 代表淋巴结，M 代表远处转移。

★【考点3】肿瘤预防。

一级预防：病因预防，降低肿瘤发病率，防止肿瘤发生。

二级预防：肿瘤的早期发现、早期诊断和早期治疗，降低肿瘤病死率。

三级预防：肿瘤诊断及治疗后的康复。

【考点4】癌前病变包括胃溃疡、萎缩性胃炎、肝硬化等。（2023-A1）

## 第二节　护理

【考点1】肿瘤病人的心理特点。

1.震惊否认期：希望诊断有误，要求复查，企图否定诊断。

2.愤怒期：不承认自己患癌，表现出恐慌、愤怒的情绪甚至出现冲动性行为。

3.磋商期：求生欲最强，会祈求奇迹出现，有良好的遵医行为。

4. 抑郁期：对周围事物漠不关心，但对自己的病仍很注意。此阶段的关键是预防意外事故发生。

5. 接受期：正确认识到生命终点的到来，心境变得平和，通常不愿多说话。

★【考点 2】放疗皮肤反应。（2023-A3、A4）

一度反应：红斑、有烧灼和刺痒感，继续照射由鲜红色渐变为暗红色。

二度反应：高度充血、水肿，水疱形成，有渗出液、糜烂，称为湿反应。

三度反应：溃疡形成或坏死，侵犯到真皮造成放射性损伤，难以愈合。
（2021-A1）

【考点 3】放射治疗后病人皮肤出现湿反应可涂氢化可的松，出现干反应可涂 0.2% 薄荷淀粉或羊毛脂。

★【考点 4】化疗药物外渗时应停止注药，保留针头待回抽并注入解毒药后再拔针；皮下注入解毒药；局部涂氢化可的松，冰敷 24 h；报告医生并记录。（2022-A1）

【考点 5】化疗时要预防栓塞性静脉炎，应稀释化疗药物至 20 mL，合理使用静脉。若病人出现静脉炎，应停止滴注，并采用热敷、硫酸镁湿敷或理疗等措施。

★【考点 6】化疗药物容易导致骨髓抑制，当白细胞低于 $1.0 \times 10^9/L$、血小板低于 $80 \times 10^9/L$ 时，行保护性隔离。

【考点 7】放疗反应有水疱时，涂硼酸软膏，包扎 1~2 天，渗出吸收后用暴露疗法。（2023-A3、A4）

| 第十四章 |

# 颈部疾病病人的护理

> **考情分析**：本章重点考查第一节内容，主要题型为 A1 型题。其中 2021 年占 2 分，2022 年占 2 分，2023 年占 4 分。

【考点1】甲亢最常见的类型是原发性甲亢，常伴眼球突出。

【考点2】继发性甲亢的甲状腺腺体多呈结节状，不伴有眼球突出。

★【考点3】基础代谢率（BMR）%＝（脉率+脉压）−111。BMR 的正常值为±10%，+20%～+30% 为轻度甲亢，+30%～+60% 为中度甲亢，+60%以上为重度甲亢。（2022-A2）

【考点4】甲亢病人术前不宜使用阿托品，以免引起心动过速。

★【考点5】术后呼吸困难和窒息：术后 48 h 内多见，是最危急的并发症。常见原因：切口内出血压迫气管；喉头水肿；气管塌陷；双侧喉返神经损伤所致的声带麻痹。血肿压迫应尽快去血肿；喉头水肿者立即应用大剂量激素，如地塞米松。（2023-B）

★【考点6】喉上神经内支损伤时，易发生误咽和呛咳；外支损伤时，会使声调降低。

【考点7】喉返神经双侧受损可导致失声甚至呼吸困难。（2023-A1）

★★【考点8】甲状腺危象：多因术前准备不充分，多发生于术后 12～36 h，出现高热（>39℃）、脉快（>120 次/min）、大汗、烦躁不安、谵妄，甚至昏迷，常伴有呕吐、腹泻。（2023-B）

| 第十五章 |

# 乳房疾病病人的护理

> **考情分析**：本章重点考查第二节内容，主要题型为 A1 型题。其中 2021 年占 4 分，2022 年占 2 分，2023 年占 5 分。

## 第一节　解剖生理概要

★【考点】Cooper 韧带：腺叶之间有许多与皮肤垂直的纤维束，起支持、固定乳房的作用。

## 第二节　乳腺癌

【考点 1】乳腺癌淋巴转移的常见部位为患侧腋窝淋巴结。

★【考点 2】乳腺癌的临床表现：患侧乳房出现无痛性、单发的小肿块，质硬，表面不光滑，与周围组织分界不清，且不易推动。（2021-A3、A4，2023-A1）

★★【考点 3】若乳腺癌肿侵及 Cooper 韧带，可出现"酒窝征"；若淋巴管被癌细胞堵塞，皮肤呈"橘皮样"改变；乳头深部癌块侵及乳管会导致乳头内陷。

【考点 4】乳腺癌以手术治疗为主，辅以化疗、放疗等综合治疗措施。（2021-A3、A4，2023-A1）

【考点 5】乳腺癌术后不可在患肢量血压、注射及抽血。

【考点 6】乳腺癌术后留置引流管，以及时引流皮瓣下的渗液和积气，使皮瓣紧贴创面，避免坏死、感染，促进愈合。

★【考点7】乳腺癌术后 24 h 内开始活动手部及腕部，3~5 天活动肘部；术后 1 周，待皮瓣基本愈合后可进行肩部活动、手指爬墙运动。（2022-A1）

【考点8】乳腺癌术后5 年内避免妊娠。

★★【考点9】乳房自检宜在月经结束后的 2~3 日或月经周期的第 7~10 日。

【考点10】乳房自我检查顺序依次为外上、外下、内下、内上象限，然后检查乳头、乳晕，最后检查腋窝有无肿块，乳头有无溢液。（2023-A1）

【考点11】乳腺癌术后 6 小时无恶心、呕吐等麻醉反应者可正常饮食。（2023-A1）

## 第三节　乳房良性肿块

★【考点1】乳房囊性增生病常见于中年妇女。一侧或双侧乳房有弥漫性增厚，肿块大小不一，呈颗粒状、结节状或片状，质韧而不硬，增厚区与周围组织分界不明显。乳房囊性增生病以对症治疗为主。

★【考点2】乳房纤维腺瘤的高发年龄是 20~25 岁，好发于乳房外上象限，仅发现肿块，质似硬橡皮球的弹性感，表面光滑，易于推动，增大缓慢。手术切除是乳房纤维腺瘤的唯一有效办法。（2023-A1）

【考点3】乳管内乳头状瘤多见于40~50 岁的经产妇。常因乳头溢液污染衣服而发现，乳头溢液为血性、暗棕色或黄色液体。肿瘤较小，常不能触及。乳管内乳头状瘤以手术治疗为主。

【考点4】乳管内乳头状瘤多发于大乳管近乳头的壶腹部。（2023-A1）

| 第十六章 |

# 腹外疝病人的护理

> **考情分析**：本章重点考查第一、二节内容，主要题型为 A1 型题。其中 2021 年占 1 分，2022 年占 2 分，2023 年占 2 分。

## 第一节　概述

★【考点】疝内容物是进入疝囊的腹内脏器或组织，以小肠最为多见。

## 第二节　常见腹外疝

★【考点1】腹股沟斜疝：腹壁下动脉在疝囊颈的内侧。腹股沟直疝：腹壁下动脉在疝囊颈的外侧。

★【考点2】嵌顿性疝：多发生于斜疝，疝块突然增大，伴有明显疼痛，平卧或用手推送不能使之回纳。

【考点3】腹股沟直疝常见于年老体弱者，平卧后肿块多能自行消失，直疝不进入阴囊，极少发生嵌顿。

★【考点4】嵌顿性疝和绞窄性疝的处理原则：嵌顿时间为 3~4 h，局部压痛不明显，且无腹膜刺激征者可试用手法复位；手法复位后，必须严密观察腹部体征，一旦出现腹膜炎或肠梗阻的表现，应尽早手术探查。

★【考点5】嵌顿性疝原则上需要紧急手术治疗，以防疝内容物坏死，并解除伴发的肠梗阻。（2023-A1）

【考点6】股疝多见于 40 岁以上的妇女，最易嵌顿，一经确诊应及时手术治疗。

【考点7】腹股沟斜疝：常在行走、站立、咳嗽或用力时出现肿块，如病人平卧休息或用手将肿块推向腹腔回纳而消失。（2022-A1）

【考点8】小儿脐疝在2岁之前可采取非手术治疗。满2岁后，若脐环直径大于1.5 cm，则可行手术治疗。（2022-A1）

## 第三节　护理

★★【考点】腹外疝术后取平卧位，膝下垫一软枕；预防阴囊水肿，可用丁字带将阴囊托起；3个月内应避免重体力劳动或提举重物。

# ｜ 第十七章 ｜

## 急性化脓性腹膜炎病人的护理

> **考情分析**：本章重点考查第一节内容，主要题型为 A1 型题。其中 2021 年占 2 分，2023 年占 2 分。

### 第一节　急性化脓性腹膜炎

【考点 1】引起继发性腹膜炎的细菌主要是胃肠道内的常驻菌群，其中以大肠杆菌最多见。

【考点 2】急性化脓性腹膜炎病人发生严重休克的主要原因是大量毒素被吸收。

★【考点 3】急性腹膜炎最主要的临床表现是腹痛，腹部压痛、反跳痛、腹肌紧张是标志性体征，称为腹膜刺激征。

【考点 4】胃肠、胆囊穿孔时可呈"板状腹"。

【考点 5】胃肠穿孔时立位腹平片多有膈下游离气体。（2023-A1）

### 第二节　腹腔脓肿

★【考点 1】膈下脓肿可有呃逆、胸腔积液，以手术治疗为主。

【考点 2】盆腔脓肿可有直肠或膀胱刺激征，首选 B 超检查。

# | 第十八章 |

## 腹部损伤病人的护理

> **考情分析**：本章主要题型为 A2 型题。其中 2022 年占 1 分，2023 年占 1 分。

★★【考点 1】实质性脏器损伤表现为腹腔内(或腹膜后)出血；空腔脏器损伤表现为弥漫性腹膜炎，以腹膜刺激征最突出。(2023-A1)

【考点 2】B 超检查有助于实质性脏器损伤的诊断。X 线检查有助于了解有无气胸、腹腔游离气体、腹腔内积液等。CT 检查能清晰地显示实质性脏器的损伤及其范围程度。

★【考点 3】腹部有开放性损伤且有内脏脱出，勿强行回纳腹腔，应用消毒碗覆盖脱出物。

【考点 4】实质性脏器损伤以肝、脾破裂多见。

【考点 5】脾破裂轻者行非手术治疗，继续出血或发现有其他脏器损伤时，应紧急手术处理。肝破裂以手术治疗为主。

★【考点 6】常见的空腔脏器损伤是十二指肠损伤。

【考点 7】十二指肠损伤的治疗关键是全身抗休克和及时剖腹探查。

【考点 8】腹腔穿刺抽出液体为不凝固血液，提示为大血管破裂或实质性脏器所致的内出血。(2022-A1)

# | 第十九章 |
## 胃、十二指肠疾病病人的护理

> **考情分析**：本章重点考查第一节内容，主要题型为 B 型题。其中 2021 年占 3 分，2022 年占 3 分，2023 年占 3 分。

### 第一节　胃、十二指肠溃疡的外科治疗

【考点 1】毕Ⅰ式胃大部切除术：将残胃与十二指肠吻合，重建后的胃肠道接近正常解剖生理状态，多适用于胃溃疡病人。

【考点 2】毕Ⅱ式胃大部切除术：缝闭十二指肠残端，残胃与上段空肠吻合。术后溃疡复发率低，但易发生胃肠道功能紊乱，多适用于十二指肠溃疡病人。

★【考点 3】幽门梗阻病人术前 3 天，每晚用 300 ~ 500 mL 温等渗盐水洗胃。

【考点 4】胃大部切除术后禁食，肠蠕动恢复后，拔除胃管当日可少量饮水或米汤，第 2 天进半量流质饮食。

★★【考点 5】十二指肠残端破裂：是毕Ⅱ式胃大部切除术后的严重并发症，多发生在术后 24~48 h，表现为右上腹突发剧痛、腹肌紧张等急性弥漫性腹膜炎症状，应立即手术。（2022-A1）

★【考点 6】胃肠吻合口破裂或瘘：多发生在术后 5~7 天，多因组织愈合不良而发生。有明显的腹膜炎症状和体征，须立即行手术处理。

【考点 7】输入襻梗阻：多见于毕Ⅱ式胃大部切除术后，可分为两类。①急性完全性输入襻梗阻：上腹部剧痛，频繁呕吐，呕吐物不含胆汁，

呕吐后症状不缓解。应紧急手术治疗。②慢性不完全性梗阻：进食后上腹部突然胀痛或绞痛，并出现喷射状呕吐，含大量胆汁液体，呕吐后症状消失。若症状不缓解，须手术治疗。

★【考点 8】早期倾倒综合征：多发生在餐后 10~30 min，表现为消化道症状及失血表现。病人进食低糖类、高蛋白饮食，餐后平卧 10~20 min，症状可减轻或消失。（2022–A2，2023–A3、A4）

## 第二节　胃癌

【考点 1】胃癌好发于胃窦部。

【考点 2】胃癌早期的主要转移途径是淋巴转移，晚期以肝转移多见。（2022–A1）

★★【考点 3】胃癌的临床表现：上腹部隐痛，胃窦梗阻时有恶心、呕吐宿食的症状，贲门癌可有进食梗阻感。（2021–A2）

★【考点 4】纤维胃镜是诊断早期胃癌的有效方法，首选手术治疗。

| 第二十章 |

# 肠疾病病人的护理

## 第一节　解剖生理概要

【考点 1】食物消化和吸收的主要部位是小肠。

★【考点 2】麦氏点：脐与右髂前上棘连线中外 1/3 交界处。

## 第二节　急性阑尾炎

【考点 1】急性阑尾炎最常见的病因是阑尾管腔阻塞。

★★【考点 2】急性阑尾炎典型的症状是转移性右下腹痛，最重要的体征是右下腹固定压痛。

【考点 3】阑尾穿孔表现为阑尾化脓、坏疽时有腹肌紧张、反跳痛。

【考点 4】腰大肌试验可提示阑尾位置。

★【考点 5】急性阑尾炎禁用吗啡或哌替啶，禁服泻药及灌肠。

## 第三节　肠梗阻

【考点 1】肠梗阻分为机械性肠梗阻（最常见）、动力性肠梗阻、血运性肠梗阻。

★【考点 2】肠梗阻表现为腹痛、腹胀、呕吐、停止排便排气。（2022-A3、A4）

★【考点3】绞窄性肠梗阻的体征：腹部有固定性压痛和腹膜刺激征，腹腔内出现渗液时有移动性浊音；X 线检查可见孤立、突出、胀大的肠襻。（2022-A3、A4，2023-A1）

【考点4】蛔虫性肠梗阻多见于儿童，表现为脐周阵发性疼痛，可扪及条索状肿物。

★【考点5】肠扭转多见于青壮年，常在饱餐后剧烈运动而发病，极易发生绞窄性肠梗阻，故应及时手术。（2021-B）

★★【考点6】肠套叠多见于 2 岁以内的儿童，以回肠末端套入结肠最多见。腹部可扪及腊肠样肿块，X 线空气或钡剂灌肠检查可见"杯口状"阴影。早期可用空气或钡餐灌肠复位。（2021-B）

【考点7】麻痹性肠梗阻时表现为肠鸣音减弱或消失，腹胀均匀。（2022-A2）

## 第四节　肠瘘

【考点1】高位肠瘘可发生脱水和低血容量性休克。低位肠瘘继发性感染明显。

【考点2】肠瘘病人取低半卧位，每天等渗盐水冲洗液量为 2000～4000 mL。

★★【考点3】肠瘘病人术前禁食 3~5 天，口服肠道不吸收抗生素，术日晨清洁灌肠。

## 第五节　大肠癌

【考点1】大肠癌以腺癌最常见，最常见的转移途径是淋巴转移。

★★【考点2】结肠癌最早期的症状是排便习惯及粪便性状改变。

★【考点3】直肠癌病人最突出的症状是排便习惯改变，有里急后重、便意频繁、排便不尽感。

【考点4】大肠癌的初筛检查是大便隐血检查，诊断低位直肠癌最重要且简单易行的方法是直肠指检。（2023-A2）

★【考点 5】直肠癌癌肿距齿状线 5 cm 以上者，采用经腹直肠癌切除术（Dixon 手术），保留正常肛门。

【考点 6】腹膜返折以下的直肠癌，常采用经腹会阴联合直肠癌根治术（Miles 手术），不保留肛门。

【考点 7】大肠癌术前 3 天至术前 12 小时口服全营养制剂。术前 3 天口服肠道抗生素，同时给予口服维生素 K。每晚用番泻叶泡饮，或口服泻剂硫酸镁。

★【考点 8】大肠癌术后 2~3 天肛门排气或造口开放后，拔除胃管，开始进流质饮食，1 周后改为少渣半流质饮食，2 周左右方可进普食。

【考点 9】大肠癌结肠造口术后取左侧卧位。

| 第二十一章 |

## 直肠肛管疾病病人的护理

**考情分析**：本章主要题型为 A1 型题。其中 2021 年占 1 分，2022 年占 4 分，2023 年占 1 分。

★【考点 1】直肠肛管周围脓肿病人应<u>早期使用抗生素</u>、局部理疗或<u>热水坐浴</u>。

【考点 2】低位肛瘘用<u>挂线疗法</u>或手术切除；高位肛瘘以<u>挂线疗法</u>为主。

★【考点 3】肛裂常发生在<u>肛管后正中线</u>。

★【考点 4】肛裂三联征：<u>肛裂、"前哨痔"、肥大乳头</u>。

【考点 5】肛裂最主要的症状是排便时及<u>排便后肛门部疼痛</u>，排便时在粪便表面或手纸上可见<u>少量鲜血</u>。（2022-A1）

【考点 6】内痔位于齿状线以上，表现为排便时<u>无痛性出血和痔块脱出</u>。（2022-A1）

★【考点 7】内痔分期。①Ⅰ度：排便时无痛性出血，<u>痔块不脱出肛门外</u>。②Ⅱ度：便血加重，排便时痔块脱出，<u>便后能自行回纳</u>。③Ⅲ度：便血量常减少，痔块脱出不能自行回纳，需<u>用手托回</u>。④Ⅳ度：痔块<u>长期脱出于肛门外</u>，或回纳后又立即脱出。（2022-A2）

【考点 8】Ⅰ～Ⅱ度内痔可选用<u>注射疗法</u>、胶圈套扎法；Ⅱ度、Ⅲ度内痔及混合痔，行<u>痔核切除术</u>。

【考点 9】肛门周围脓肿主要表现为<u>持续性跳痛</u>，局部红肿、触痛，脓肿形成后有波动感。（2023-A2）

# ｜第二十二章｜

## 门静脉高压症病人的护理

> **考情分析**：本章主要题型为 A1 型题。其中 2021 年占 2 分，2022 年占 2 分，2023 年占 1 分。

【考点1】门静脉的正常压力为 13～24 cmH$_2$O。

【考点2】门静脉高压症的常见病因是肝炎后肝硬化。

★【考点3】门静脉高压状态下的病理生理变化：脾淤血肿大、消化器官淤血、腹水。（2021-A1）

★【考点4】门静脉高压肝功能检查可见血清白蛋白降低而球蛋白升高，白、球蛋白比例倒置。

【考点5】肝移植是顽固性腹水有效的治疗方法。

【考点6】分流术前 2～3 天口服肠道不吸收的抗生素，减少肠道氨的产生，防止手术后出现肝性脑病。

★★【考点7】分流术前 1 天晚清洁灌肠，避免分流术后肠胀气压迫血管吻合口。（2021-A1）

【考点8】分流术后易诱发肝性脑病，应限制蛋白质的摄入。（2022-A1）

★【考点9】预防分流术后血管吻合口破裂出血：取平卧位或 15° 低坡半卧位；翻身动作宜轻柔；鼓励早期下床活动；保持大小便通畅。

| 第二十三章 |

# 肝脏疾病病人的护理

**考情分析**：本章重点考查第二节内容，主要题型为 A1 型题。其中 2021 年占 3 分，2022 年占 2 分，2023 年占 2 分。

## 第一节　解剖生理概要

【考点 1】肝小叶是肝脏结构和功能的基本单位。

【考点 2】肝脏每天分泌 800~1000 mL 胆汁。

## 第二节　原发性肝癌

【考点 1】原发性肝癌可能与病毒性肝炎、肝硬化、黄曲霉菌、亚硝胺类致癌物、水土因素等密切相关。

★★【考点 2】肝区疼痛是肝癌最常见的症状，也是首发症状。（2021-A1）

【考点 3】肝癌的常见并发症：肝性脑病、上消化道出血、癌肿破裂出血及继发性感染等。

★【考点 4】肝癌普查首选血清甲胎蛋白（AFP）检测。（2023-A1）

【考点 5】目前肝癌定位检查中首选的方法是 B 超检查。

★【考点 6】手术是目前治疗肝癌最有效的方法。（2021-A1）

【考点 7】肝切除术后 24 h 内卧床休息，避免剧烈咳嗽。

★★【考点 8】肝切除术后予富含蛋白、热量、维生素和膳食纤维饮食。（2021-A1）

【考点9】肝动脉插管化疗病人拔管后，应加压压迫穿刺点 15 min，沙袋压迫 6~8 h，病人取平卧位，穿刺侧肢体伸直制动 6 h，绝对卧床 24 h，防止局部形成血肿。

★【考点10】肝动脉插管化疗使用的冲洗液为肝素稀释液。

【考点11】晚期肝癌的并发症为上消化道出血，其处理措施是在补充血容量的基础上，使用双气囊三腔管压迫止血。（2022-A2）

【考点12】原发性肝癌的大体病理形态包括结节型（多见）、巨块型和弥漫型三类。（2023-A1）

## 第三节　肝脓肿

【考点1】细菌性肝脓肿最常见的致病菌为大肠杆菌和葡萄球菌。

【考点2】胆道感染是细菌性肝脓肿最常见的病因，也是病原菌入侵肝脏最主要的途径。

★【考点3】肝脓肿的临床表现：寒战、高热、肝区疼痛和肝大。

★★【考点4】细菌性肝脓肿多为弛张热；阿米巴性肝脓肿多为高热、不规则热。

【考点5】肝脓肿首选 B 超检查。

【考点6】阿米巴性肝脓肿好发于肝右叶。

| 第二十四章 |

# 胆道疾病病人的护理

> **考情分析**：本章重点考查第二节内容，主要题型为 A1 型题。其中 2022 年占 1 分，2023 年占 1 分。

## 第一节　胆道疾病的特殊检查及护理

★【考点 1】B 超是胆道疾病的首选检查，检查前应禁食 12 h、禁饮 4 h。

【考点 2】经皮肝穿刺胆管造影(PTC)：可了解胆管内病变部位、程度和范围，有助于黄疸的鉴别。

【考点 3】内镜逆行胰胆管造影(ERCP)：可了解十二指肠乳头情况，但易诱发急性胰腺炎和胆管炎。

## 第二节　胆石症和胆道感染

【考点 1】胆固醇结石好发于胆囊中，胆色素结石多见于胆管内。

★★【考点 2】急性胆囊炎常在饱餐、进食油腻食物后，或在夜间发作，主要表现为右上腹阵发性绞痛，疼痛常放射至右肩或右背部，伴恶心呕吐、厌食等。

★【考点 3】急性胆囊炎的体征：右上腹压痛、反跳痛和肌紧张，Murphy 征阳性。

【考点 4】Charcot 三联征：腹痛、寒战高热和黄疸，多见于胆管炎。(2023-A1)

【考点 5】胆管结石发热呈弛张热。

【考点 6】Reynolds 五联征：在 Charcot 三联征基础上，出现休克和神经精神症状，常见于急性梗阻性化脓性胆管炎。

★【考点 7】胆绞痛发作时勿使用吗啡，以免胆道下端括约肌痉挛，加重胆道梗阻。

【考点 8】T 形引流管的目的是引流胆汁、引流残余结石、支撑胆道。

【考点 9】胆汁引流一般每天为 300～700 mL，正常胆汁呈深绿色或棕黄色。

★【考点 10】拔管指征：黄疸消退，无腹痛、发热，大便颜色正常；胆汁引流量逐渐减少，颜色呈透明金黄色，无脓液、结石，无沉渣及絮状物。

【考点 11】拔管前先在饭前、饭后各夹管 1 h，拔管前 1~2 天全天夹管，如无腹胀、腹痛、发热及黄疸等症状，可予拔管。（2022–A1）

## 第三节　胆道肿瘤

【考点 1】胆管癌的主要表现为进行性加重的梗阻性黄疸。

【考点 2】黄疸病人出现皮肤瘙痒是由于胆管阻塞后病人血液中胆盐浓度增高，刺激皮肤神经末梢。

# | 第二十五章 |

## 胰腺疾病病人的护理

考情分析：本章重点考查第一节内容，主要题型为 A1 型题。其中 2021 年占 1 分，2022 年占 1 分。

### 第一节　急性胰腺炎

★【考点 1】急性胰腺炎最主要的症状是腹痛，多为突发性上腹或左上腹持续性剧痛或刀割样疼痛。

【考点 2】急性胰腺炎晚期，部分病人脐周皮肤出现青紫色瘀斑（Cullen 征）或皮肤出现大片青紫色瘀斑（Grey-Turner 征）。

### 第二节　胰腺癌和壶腹周围癌

【考点 1】胰腺癌好发于胰头部，首要危险因素是吸烟。

★【考点 2】胰头癌的突出表现是梗阻性黄疸。

★★【考点 3】胰腺癌最常见的首发症状是上腹部不适及隐痛。

【考点 4】诊断胰腺癌的主要方法：CT 扫描。胰腺癌的诊断指标：癌相关抗原 CA19-9。

【考点 5】胰头十二指肠切除术（Whipple 术）是胰头癌的首选根治性切除术式。术前严格戒烟，最好 2 周以上。

### 第三节　胰岛素瘤

【考点 1】胰岛素瘤的典型症状是低血糖发作。

★【考点2】Whipple 三联征的表现为低血糖发作症状、发作时血糖低于 2.78 mmol/L、摄入葡萄糖后症状迅速缓解。

# | 第二十六章 |

# 外科急腹症病人的护理

> **考情分析**：本章主要题型为 A1 型题。

★【考点 1】内脏神经痛的特点是痛觉迟钝，痛感弥散，疼痛过程缓慢。

【考点 2】躯体神经痛的特点是定位明确，常引起反射性腹肌紧张。

【考点 3】腹腔积血在 500 mL 以上时可叩出移动性浊音。

★★【考点 4】急腹症病人在没有明确诊断前，应严格执行"四禁"，即禁食、禁用止痛药、禁服泻药、禁止灌肠。

| 第二十七章 |

# 周围血管疾病病人的护理

> **考情分析**：本章重点考查第二节内容，主要题型为 A1、A2 型题。其中 2021 年占 4 分，2022 年占 7 分，2023 年占 3 分。

## 第一节　深静脉血栓形成

★【考点 1】静脉血栓好发于下肢深静脉。

★★【考点 2】下肢急性深静脉血栓病人须卧床休息 2 周，患肢抬高于心脏平面 20~30 cm，下床活动时穿弹力袜或应用弹力绷带。

【考点 3】目前治疗急性深静脉血栓形成最主要的治疗方法是抗凝疗法。

## 第二节　血栓闭塞性脉管炎

★【考点 1】血栓闭塞性脉管炎主要侵及四肢中小动静脉，尤其是下肢血管，好发于青壮年男性。（2021-A1、A3、A4，2023-A1）

★★【考点 2】血栓闭塞性脉管炎分 3 个阶段。

1. 局部缺血期：以感觉和皮肤色泽改变为主，表现为肢端发凉、怕冷及间歇性跛行等。（2021-A1、A3、A4，2022-A1）

2. 营养障碍期：动脉阻塞，出现静息痛；常有肌肉抽搐，尤以夜间明显；患肢胫后动脉和足背动脉搏动消失，Buerger 征阳性。

3. 组织坏死期：肢体远端发生干性坏疽，疼痛剧烈，常彻夜难眠，屈膝抱足。（2022-A1）

【考点 3】血栓闭塞性脉管炎首选多普勒超声波检查。

【考点4】血栓闭塞性脉管炎病人应防止受冷、受潮和外伤，但<u>不应使用热疗</u>，以免组织需氧量增加而加重症状。（2022-A1、2023-A1）

【考点5】烟草中的<u>尼古丁</u>引起的血管痉挛可能与血栓闭塞性脉管炎有关。（2022-A1）

# | 第二十八章 |

## 颅内压增高病人的护理

> **考情分析**：本章重点考查第一节内容，主要题型为 A1 型题。其中 2021 年占 2 分，2022 年占 3 分，2023 年占 1 分。

★【考点 1】颅内压的正常值为 70~200 mmH$_2$O，儿童为 50~100 mmH$_2$O。（2021-A1）

★★【考点 2】颅内压增高"三主征"：头痛、呕吐和视乳头水肿。（2022-A1，2023-A1）

【考点 3】库欣反应：血压升高，脉压增大，脉搏慢而有力，呼吸深而慢。

★【考点 4】颅内高压病人需抬高床头 30°。（2022-A1）

【考点 5】颅内压增高病人每天静脉输液量在 1500~2000 mL，保持每日尿量不少于 600 mL。

★【考点 6】冬眠低温疗法：降温速度以每小时下降 1℃ 为宜，体温降至肛温 33~35℃ 较为理想，若脉搏>100 次/min，收缩压<100 mmHg，呼吸慢而不规则，应及时通知医生停药。

【考点 7】颅内压增高的危象和引起死亡的主要原因是脑疝。

★【考点 8】小脑幕切迹疝是小脑幕上方的颞叶钩回、海马回通过小脑幕切迹向幕下移位。临床表现是进行性意识障碍，患侧瞳孔先缩小后散大，对光反应消失。（2021-A1）

★【考点 9】枕骨大孔疝病人生命体征改变出现较早，意识障碍出现较晚，早期可突发呼吸骤停而死亡。

# | 第二十九章 |

## 颅脑损伤病人的护理

> **考情分析**：本章重点考查第二节内容，主要题型为 A1 型题。其中 2021 年占 4 分，2022 年占 3 分，2023 年占 3 分。

### 第一节　颅骨骨折

★★【考点 1】颅前窝骨折："熊猫眼征""眼镜征"，鼻和口腔流出血性脑脊液，可合并嗅神经、视神经损伤。（2021-A3、A4，2023-A1）

【考点 2】颅中窝骨折：在耳后乳突区皮下出现淤血，脑脊液漏从外耳道、鼻流出，可损伤面神经、听神经。

【考点 3】颅盖骨线形骨折依靠头颅正侧位 X 线片才能发现。

★【考点 4】脑脊液漏 4 周不自行愈合者，考虑做硬脑膜修补术。

★【考点 5】预防逆行性颅内感染：禁忌鼻腔、耳道的堵塞、冲洗和滴药；避免用力咳嗽、打喷嚏、擤鼻涕及用力排便；禁做腰椎穿刺；严禁经鼻腔置胃管、吸痰及鼻导管给氧。（2022-A1，2023-A1）

【考点 6】颅底骨折病人神志清醒者，取半坐卧位；昏迷者床头抬高 30°，取患侧卧位。

【考点 7】颅底骨折常伴有硬脑膜破裂，引起颅内积气或脑脊液外漏，一般视为内开放性骨折。（2022-A1）

### 第二节　脑损伤

★【考点 1】脑震荡病人伤后立即出现短暂的意识丧失，不超过 30 min，意识恢复后，对受伤甚至受伤前一段时间内的情况不能回忆，而对往事记忆清楚，此被称为逆行性健忘。神经系统检查无明显阳性体征。（2022-A2，2023-A2）

【考点2】脑震荡无须特殊治疗，应卧床休息5~7天，多在2周内恢复正常。

【考点3】脑挫裂伤最突出的症状是意识障碍。

★【考点4】硬脑膜外血肿典型的意识障碍是伤后昏迷，有"中间清醒期"。

★★【考点5】颅脑损伤禁用吗啡、镇静剂。意识清醒者采取斜坡卧位，昏迷者须禁食，早期应采用胃肠外营养。每天静脉输液量为1500~2000 mL，输注速度不可过快。

★【考点6】格拉斯哥昏迷计分法。

| 睁眼反应 | 计分/分 | 言语反应 | 计分/分 | 运动反应 | 计分/分 |
|---|---|---|---|---|---|
| 自动睁眼 | 4 | 回答正确 | 5 | 按吩咐动作 | 6 |
| 呼唤睁眼 | 3 | 回答错误 | 4 | 刺痛能定位 | 5 |
| 刺痛睁眼 | 2 | 语无伦次 | 3 | 刺痛时回缩 | 4 |
| 不能睁眼 | 1 | 有音无语 | 2 | 刺痛时屈曲 | 3 |
|  |  | 不能发声 | 1 | 刺痛时过伸 | 2 |
|  |  |  |  | 无动作 | 1 |

★【考点7】中脑损伤：双侧瞳孔时大时小，变化不定，对光反应消失，伴眼球运动障碍(如眼球分离、同向凝视)。

# | 第三十章 |

## 常见颅脑疾病病人的护理

**考情分析**：本章主要题型为 A1 型题。其中 2021 年占 1 分。

【考点 1】颅内肿瘤的首选辅助检查：CT 和 MRI。

【考点 2】确诊颅内动脉瘤必需的检查方法是脑血管造影。

★【考点 3】颅内动静脉畸形最常见的首发症状是意识障碍、头痛、呕吐。

【考点 4】缺血性脑卒中的主要病因是脑动脉粥样硬化，常在睡眠中发病。

★★【考点 5】短暂性脑缺血发作(TIA)：神经功能障碍持续数分钟至数小时，并在 24 h 内恢复正常，主要表现为突发的单侧肢体无力或瘫痪、感觉麻木、单眼短暂失明及失语等，多无意识障碍。

【考点 6】脑室外引流的目的是暂时解除颅内压增高及监测颅内压变化。

★★【考点 7】脑室引流管开口高于侧脑室平面 10~15 cm，以引流量≤500 mL/d 为宜。

★【考点 8】脑室引流管的拔管指征：引流时间一般为 1~2 周，开颅手术后脑室引流 5~7 天，但不超过 7 天；拔管前应行头颅 CT 检查，并夹住引流管 24 h，夹管期间应注意病人神志、瞳孔及生命体征变化。(2021–A1)

★【考点 9】颅脑出血：多发生在手术后 24~48 h，病人表现为意识清楚后又逐渐嗜睡甚至昏迷或意识障碍进行性加重。

# | 第三十一章 |

# 胸部损伤病人的护理

**考情分析：**本章重点考查第二、五节内容，主要题型为 A1、A2 型题。其中 2021 年占 4 分，2022 年占 4 分，2023 年占 2 分。

## 第一节　肋骨骨折

★【考点 1】肋骨骨折以第 4~7 肋骨多见。

【考点 2】连枷胸：多根多处肋骨骨折，产生反常呼吸运动，即吸气时，软化区的胸壁内陷；呼气时，该区胸壁向外鼓出。（2021-A1，2022-A2，2023-A1）

【考点 3】反常呼吸运动时，可采用牵引固定或厚棉垫加压包扎。

## 第二节　气胸

★【考点 1】闭合性气胸病人气管向健侧移位。小量气胸无须治疗；大量气胸须行胸膜腔穿刺抽气。

★【考点 2】吸气时，纵隔向健侧进一步移位；呼气时，纵隔移向伤侧，导致纵隔位置随呼吸运动而左右摆动，称为纵隔扑动。

【考点 3】张力性气胸的治疗：立即排气减压（通常在第 2 肋间锁骨中线刺入）、胸腔闭式引流术、剖胸探查、应用抗生素预防感染。

【考点 4】开放性气胸病人常有气促、呼吸困难、发绀、休克等症状和体征。胸部检查时可见伤侧胸壁伤口，呼气时可听到空气进入胸膜腔伤口的响声。（2022-A2）

【考点 5】张力性气胸最有力的诊断依据是胸膜腔穿刺有高压气体向外冲出。（2022-A1）

## 第三节　血胸

★★【考点 1】小量血胸(0.5 L 以下)，中量血胸( 0.5~1 L )和大量血胸( 1 L 以上)。（2021-A1）

【考点 2】胸膜腔穿刺抽得血性液体即可确诊血胸。

## 第四节　心脏损伤

【考点 1】心脏挫裂伤以右心室多见。

★★【考点 2】Beck 三联征：①静脉压升高( 15 cmH$_2$O 以上)；②心搏微弱，心音遥远；③动脉压降低，甚至难以测出。

## 第五节　胸部损伤病人的护理

★【考点 1】胸腔闭式引流积液，一般在腋中线和腋后线间第 6 或第 7 肋间插管引流；引流积气在锁骨中线第 2 肋间；脓胸常选在脓液积聚的最低位。

★★【考点 2】胸腔闭式引流的护理：①水封瓶长玻璃管没入水中 3~4 cm，保持直立；②搬动病人或更换引流瓶时，须双重夹闭引流管，以防空气进入；③引流管连接处脱落或引流瓶损坏，应立即用双钳夹闭引流管，并及时更换引流装置；④若胸腔引流管不慎滑出胸腔，立即用手捏闭伤口处皮肤，消毒后迅速用凡士林纱布将伤口覆盖；⑤引流瓶应低于胸壁引流口平面 60~100 cm；⑥长玻璃管中水柱波动一般在 4~6 cm，水柱波动过高提示可能存在肺不张，无波动则提示引流管不畅或肺已完全扩张。（2021-A1, 2022-A2, 2023-A1）

★【考点 3】胸腔闭式引流拔管：置引流 48~72 h 后，临床观察无气体逸出，或引流量明显减少且颜色变浅，24 h 引流液<300 mL，脓液<10 mL，胸部 X 线片示肺膨胀良好无漏气，病人无呼吸困难，即可拔管。嘱病人深吸一口气，在深吸气末屏气，迅速拔管。

# | 第三十二章 |

## 脓胸病人的护理

> **考情分析**：本章主要题型为 A1 型题。其中 2021 年占 1 分，2022 年占 1 分，2023 年占 1 分。

【考点 1】急性脓胸多为继发性感染，肺部是最主要的原发病灶。

★【考点 2】胸部 X 线片和 B 超检查可显示胸腔积液，胸膜腔穿刺抽出脓液。

【考点 3】慢性脓胸即急性脓胸病程超过 3 个月，脓腔壁韧厚，脓腔容量已固定不变者。

【考点 4】若疑有支气管胸膜瘘应慎做造影，可自瘘口注入亚甲蓝液 1~2 mL，若咳出蓝色痰液即证明有支气管胸膜瘘；口服亚甲蓝液 2~3 mL，即从脓腔引流管排出，说明有食管胸膜瘘。

★【考点 5】脓胸病人取半坐卧位，支气管胸膜瘘病人取患侧卧位。

★★【考点 6】急性脓胸病人胸腔穿刺每次抽脓量不超过 1000 mL。

【考点 7】急性脓胸体格检查可见患侧呼吸运动减弱，肋间隙饱满；患侧语颤音减弱；叩诊呈浊音。（2022-A1，2023-A2）

| 第三十三章 |

# 肺部疾病外科治疗病人的护理

**考情分析**：本章主要题型为 A1、A3、A4 型题。其中 2022 年占 4 分，2023 年占 1 分。

【考点1】左支气管细长，右支气管短宽，故呼吸道内异物以右侧多见。

★★【考点2】肺癌术后体位：肺叶切除者，取平卧位或左右侧卧位；肺节切除术或楔形切除术者，取健侧卧位；全肺切除术者，避免过度侧卧，可采取 1/4 患侧卧位。（2022-A1，2023-A1）

★【考点3】全肺切除术后病人 24 h 补液量宜在 2000 mL 以内，速度以 20~30 滴/min 为宜。（2022-A1）

【考点4】全肺切除术后的胸腔引流管一般呈钳闭状态，保证术后患侧胸腔内有一定的渗液，以减轻或纠正明显的纵隔移位。每次放液量不宜超过 100 mL，速度宜慢。

【考点5】淋巴转移是肺癌常见的扩散途径。（2022-A1）

【考点6】肺癌早期多无症状，癌肿增大后，出现刺激性干咳，痰中带血丝、血点或断续地少量咯血。（2022-A1）

| 第三十四章 |

# 食管癌病人的护理

**考情分析：** 本章主要题型为 A1 型题。其中 2021 年占 3 分，2022 年占 4 分，2023 年占 1 分。

【考点 1】食管癌以胸中段多见，多为鳞癌，主要通过淋巴转移。

★★【考点 2】食管癌的早期表现为吞咽不适感（哽噎感），中晚期可出现进行性吞咽困难，肿瘤压迫喉返神经，可出现声音嘶哑。持续性胸痛或背痛是晚期症状。（2022-A1）

【考点 3】纤维食管镜检查：可直视肿块部位、大小及钳取活组织做病理组织学检查，可确诊食管癌。（2023-A2）

【考点 4】食管癌术前 3 天改流质饮食，术前禁食 12 h、禁饮 8 h（2022-A2）。

★【考点 5】结肠代食管手术病人术前 3~5 天口服抗生素，术前 2 天进食无渣流质饮食，术前晚行清洁灌肠或全肠道灌洗后禁食、禁饮。

【考点 6】食管癌术后 3~4 天吻合口处于充血水肿期，需禁食、禁饮。

★【考点 7】吻合口瘘多发生在术后 5~10 天，表现为呼吸困难、胸腔积液、全身中毒症状。须禁食，行胸腔闭式引流。（2021-A1，2022-A2）

【考点 8】乳糜胸多发生在术后 2~10 天，表现为胸闷、心悸、血压下降，应置胸腔闭式引流。

【考点 9】纤维食管镜检查可用于食管癌的确诊。（2022-A1）

| 第三十五章 |

# 心脏疾病病人的护理

**考情分析**：本章重点考查第二节内容，主要题型为 A1 型题。其中 2022 年占 2 分，2023 年占 1 分。

【考点 1】二尖瓣狭窄无症状或心功能 Ⅰ 级者，不主张施行手术，心功能 Ⅱ 级以上者均应手术治疗。

★【考点 2】二尖瓣关闭不全病人应予以强心、利尿，纠正水、电解质失衡及心律失常治疗。二尖瓣关闭不全症状明显、心功能受影响、心脏扩大者，应及时在体外循环下行直视手术，手术方法包括二尖瓣修复成形术和二尖瓣置换术。

【考点 3】主动脉瓣狭窄严重者，须尽早施行人工主动脉瓣膜替换术。

【考点 4】主动脉关闭不全病人若有心绞痛、左心室衰竭或心脏逐渐扩大等征象，应尽早施行人工瓣膜替换术。

【考点 5】风湿性心瓣膜病最常累及二尖瓣，主动脉瓣次之。（2022-A1）

★【考点 6】冠心病病人术前 3~5 天停服抗凝药、洋地黄、奎尼丁、利尿药等药物，给予口服氯化钾，以防术中出血不止或发生洋地黄毒性反应。

★【考点 7】心导管拔除后穿刺部位按压止血 15~30 min，沙袋压迫 24 h。

【考点 8】心包、纵隔引流管术后 3~4 h，若 10 岁以下的小儿血性引流量>50 mL/h，成年人血性引流量>100 mL/h，引流液呈鲜红色，有较多血凝块，伴有低血容量表现，考虑活动性出血。

# | 第三十六章 |

## 泌尿、男生殖系疾病的主要症状和检查

> **考情分析**：本章主要题型为 B 型题。

★【考点 1】压力性尿失禁：当腹压突然增加时，尿液不随意地流出，多见于经产妇。

【考点 2】充溢性尿失禁：膀胱过度充盈，压力升高，而引起尿液不断溢出。

★【考点 3】肉眼血尿：①初始血尿，提示病变在尿道；②终末血尿，提示病变在膀胱颈部、三角区或后尿道；③全程血尿，提示病变在膀胱或其以上部位。

【考点 4】前列腺特异性抗原（PSA）：前列腺癌早期诊断的有效参考指标。当 PSA>10 ng/mL 时，应高度怀疑前列腺癌。

★【考点 5】直肠指检是检查前列腺的一个重要手段。病人取膝胸位，也可取直弯腰位。体弱或重病病人取仰卧位或侧卧位。

【考点 6】尿三杯试验：判断镜下血尿或脓尿的来源和病变部位。第一杯：排尿初期的 5~10 mL。第三杯：排尿最后的 5~10 mL。中间部分为第二杯。

| 第三十七章 |

## 泌尿系损伤病人的护理

**考情分析**：本章重点考查第三节内容，主要题型为 A2 型题。其中 2022 年占 4 分，2023 年占 1 分。

### 第一节　肾损伤

★【考点1】肾挫伤时血尿轻微，严重肾裂伤则呈大量肉眼血尿。

【考点2】肾挫伤恢复后3个月不宜从事重体力劳动及剧烈运动。

### 第二节　膀胱损伤

★【考点1】膀胱损伤的临床表现：休克、腹痛和腹膜刺激征、血尿和排尿困难、尿瘘。

【考点2】腹膜外型膀胱破裂，尿液外渗到膀胱周围组织及耻骨后间隙，引起腹膜外盆腔炎或脓肿。（2022-A1）

### 第三节　尿道损伤

★【考点1】会阴部骑跨伤可引起尿道球部损伤；骨盆骨折可引起膜部尿道撕裂或撕断；经尿道器械操作不当可引起球膜部交界处尿道损伤。（2022-B）

【考点2】尿道断裂：血肿和尿外渗明显，可发生尿潴留。

★【考点3】尿道球部损伤时会阴部肿胀、疼痛。后尿道损伤疼痛可放射至肛门周围、耻骨后及下腹部。

【考点4】尿道狭窄者拔除导尿管后定期做尿道扩张术。

| 第三十八章 |

# 泌尿系结石病人的护理

**考情分析**：本章主要题型为 A1 型题。其中 2021 年占 1 分，2022 年占 1 分，2023 年占 1 分。

【考点 1】上尿路结石的主要表现为活动性疼痛(肾区)和血尿，可通过泌尿系 X 线片发现。

【考点 2】肾结石病人可有肾区疼痛伴肋脊角叩痛，活动或肾绞痛后出现肉眼或镜下血尿。

★★【考点 3】上尿路结石：结石直径<0.6 cm 时，首选非手术治疗，保持每日尿量>2000 mL；结石直径≤2 cm 及输尿管上段结石，首选体外冲击波碎石，两次治疗间隔时间为 10~14 天甚至 14 天以上。（2022–A1）

★【考点 4】膀胱结石主要是膀胱刺激征，典型症状为排尿突然中断，并感疼痛，变化体位又能继续排尿。

【考点 5】泌尿结石病人每日饮水量为 2500~3000 mL，尽可能维持每日尿量在 2000 mL 以上。

★【考点 6】巨大肾结石体外冲击波碎石治疗后，嘱病人取患侧卧位 48~72 h，以后逐渐间断起立，以防碎石屑快速排出形成石街。

【考点 7】肾实质切开取石及肾部分切除的病人，应绝对卧床 2 周。

【考点 8】尿酸结石者不宜食摄入含嘌呤高的食物。

# | 第三十九章 |

# 泌尿、男生殖系结核病人的护理

> **考情分析**：本章主要题型为 A1 型题。其中 2022 年占 1 分。

【考点 1】泌尿、男生殖系结核原发病灶大多在肺。

★【考点 2】肾结核表现为膀胱刺激征(最早)、血尿、脓尿、腰痛和肿块等。

【考点 3】尿液检查：连续 3 次进行清晨尿液结核分枝杆菌检查，若结果为阳性对诊断肾结核有决定性意义。(2022-A1)

【考点 4】X 线检查是确定肾结核治疗方案的主要手段。

★【考点 5】肾切除病人血压平稳后取半卧位；保留肾组织的病人术后应卧床 3~7 天。

★【考点 6】为防止肾结核复发，应继续抗结核治疗 6~9 个月。

【考点 7】男生殖系结核首先在前列腺和精囊中引起病变。

【考点 8】附睾结核病变侧可见串珠状小结节。

【考点 9】早期附睾结核经服用抗结核药物多可治愈。有脓肿或有窦道形成时，应用药物并配合手术治疗。

# | 第四十章 |

## 泌尿系梗阻病人的护理

> **考情分析**：本章主要题型为 A1 型题。其中 2021 年占 2 分，2023 年占 1 分。

★★【考点1】前列腺增生的最初症状：尿频，尤其是夜尿次数明显增多；最重要的症状是进行性排尿困难。（2023–A1）

★【考点2】尿动力学检查：最大尿流率<15 mL/s，说明排尿不畅；最大尿流率<10 mL/s，说明梗阻严重。

【考点3】膀胱残余尿超过 60 mL 或出现过急性尿潴留者，应手术治疗。术后常规用生理盐水持续冲洗膀胱 3~5 天。

【考点4】经尿道前列腺切除术(TURP)的术后护理：观察有无 TURP 综合征，病人可在几小时内出现烦躁、恶心、呕吐、抽搐、昏迷，严重者出现肺水肿、心力衰竭等。TURP 术后 5~7 天尿液清澈，即可拔除导尿管。

★【考点5】耻骨上前列腺切除术后常放入耻骨上膀胱造瘘管和三腔气囊尿管。耻骨上前列腺切除术后 7~10 天、耻骨后前列腺切除术后 3~4 天拔除导尿管，术后 10~14 天拔除膀胱造瘘管。

【考点6】前列腺术后 1 个月内避免剧烈活动。经尿道前列腺电切术后 1 个月，经膀胱前列腺切除 2 个月后可恢复性生活。

【考点7】机械性梗阻是指导致膀胱颈部及尿道梗阻的病变。

| 第四十一章 |

# 泌尿、男生殖系肿瘤病人的护理

**考情分析**：本章主要题型为 A1 型题。其中 2022 年占 2 分，2023 年占 1 分。

★【考点 1】肾癌的常见症状是无痛间歇全程肉眼血尿。

【考点 2】T I a 期、位于肾脏表面、便于手术操作的肿瘤，可以行保留肾组织的局部切除术。

★【考点 3】肾部分切除的病人应卧床 3~5 天以防出血。（2021-A1）

★★【考点 4】血尿是膀胱肿瘤最常见和最早出现的症状，多为无痛全程肉眼血尿。

【考点 5】膀胱癌最重要的检查是膀胱镜检查。（2022-A1）

【考点 6】膀胱内药物灌注治疗可预防或推迟膀胱癌复发。一般每周 1 次，连续 6~8 周，以后每个月 1 次，持续 2 年。

★【考点 7】前列腺癌多为腺癌，确诊依靠经直肠前列腺穿刺活组织检查。

【考点 8】前列腺癌I期可不作处理，严密随诊；局限在前列腺内的前列腺Ⅱ期可以行根治性前列腺切除术；前列腺癌Ⅲ、Ⅳ期以内分泌治疗为主。

【考点 9】膀胱癌多见于膀胱三角区和侧壁。其扩散以直接向深部浸润为主。（2022-A1）

【考点 10】前列腺癌常有血清 PSA 升高，极度升高提示有转移病灶。（2023-A1）

# | 第四十二章 |
# 男性性功能障碍、节育者的护理

> **考情分析**：本章主要题型为 A1 型题。

★【考点 1】男性性功能障碍表现为性欲改变、勃起功能障碍、射精功能障碍。

【考点 2】男性性功能障碍术后，应用雌激素防止阴茎勃起。

【考点 3】男性节育的主要措施：输精管结扎术、输精管注射绝育法、避孕套、外用避孕药膜。

★【考点 4】男性节育术后留院观察 1~2 h，7 天内不骑自行车。

| 第四十三章 |

# 肾上腺疾病外科治疗病人的护理

**考情分析**：本章主要题型为 A1 型题。其中 2021 年占 1 分。

【考点1】皮质醇症亦称库欣综合征，是机体组织长期在过量的糖皮质激素作用下所致的综合征。

★【考点2】皮质醇症的临床表现：向心性肥胖、高血压、性腺功能紊乱、骨质疏松等。（2021-A1）

【考点3】皮质醇症术前给予低热量、低糖、高蛋白、高钾、低钠饮食。

【考点4】原发性醛固酮增多症的主要表现是高血压和低血钾。

★【考点5】儿茶酚胺症多见于 20～50 岁的男性，主要表现是高血压和代谢紊乱。

【考点6】儿茶酚胺症控制血压正常或者接近正常 2～4 周，病情稳定方可手术。

# | 第四十四章 |

## 骨科病人的一般护理

> **考情分析**：本章重点考查第一、三节内容，主要题型为 A1、A3、A4 型题。其中 2021 年占 2 分，2023 年占 2 分。

### 第一节　牵引术与护理

【考点 1】皮肤牵引承受力量小，一般不能大于 5 kg，应用 2~4 周。

★【考点 2】床脚抬高 15~30 cm 以对抗牵引力量。颅骨牵引时，应抬高床头。

★【考点 3】行牵引术病人应每日测量肢体长度，两侧对比，防止牵引力量不足或过度牵引。

### 第二节　石膏绷带术与护理

【考点 1】石膏干固前搬运及翻身时，注意用手掌平托石膏固定的肢体，切忌手指抓捏石膏，以免留下指压凹陷，干固后形成局部压迫。

【考点 2】骨-筋膜室综合征：①骨筋膜内肿胀、出血，压力升高，常见于前臂或小腿骨折；②肢体包扎过紧。

★【考点 3】石膏综合征：大型石膏或包扎过紧，病人可表现为呼吸费力、进食困难、胸部发憋、腹部膨胀。

### 第三节　骨科病人的功能锻炼

★【考点】骨科功能锻炼。

早期：以患肢肌肉舒缩锻炼为主。

中期：以患肢骨折的远近关节运动为主。

晚期：以重点关节为主的全身锻炼。

| 第四十五章 |

# 骨与关节损伤病人的护理

**考情分析**：本章重点考查第二节内容，主要题型为 A1、A2 型题。其中 2021 年占 2 分，2022 年占 6 分，2023 年占 7 分。

## 第一节　骨折概述

【考点 1】骨折：骨的完整性或连续性发生部分或完全中断。

【考点 2】闭合性骨折：骨折处皮肤或黏膜完整，骨折端与外界不通。开放性骨折：骨折处皮肤或黏膜不完整，骨折端与外界相通。

★【考点 3】不完全骨折：骨骼连续性没有完全中断，如青枝骨折。完全骨折：骨骼连续性完全中断，如斜形骨折、粉碎性骨折。

★【考点 4】骨折专有体征：畸形、假关节活动、骨擦音或骨擦感。

【考点 5】X 线片可明确诊断并明确骨折类型及移位情况。

★【考点 6】骨折愈合过程。

1. 血肿炎症机化期：纤维组织将骨折端连接在一起，需 2 周。

2. 原始骨痂形成期：骨样组织骨化为新骨，需 12~24 周。

3. 骨痂改造塑形期：原始骨痂改造为永久骨痂，需 1~2 年。

★【考点 7】骨折的治疗原则：复位（首要）、固定、功能锻炼。

【考点 8】骨-筋膜室综合征主要表现为肢体肿胀、剧痛、指（趾）呈屈曲状、活动受限、局部肤色苍白或发绀，常由组织水肿、骨折血肿或石膏管过紧引起。（2022-A2）

## 第二节　常见四肢骨折病人的护理

★【考点1】锁骨骨折表现为患侧肩部下垂、肩部活动时疼痛加剧，健侧手托扶患侧肘部。治疗原则：三角巾悬吊(3~6周)、手法复位"8"字形绷带固定。

【考点2】肱骨髁上骨折以儿童多见，伸直型骨折多见。治疗原则：手法复位石膏托固定(4~5周)、骨牵引、手术复位内固定。

★★【考点3】桡骨远端伸直型骨折(Colles骨折)以老年人多见，侧面观"餐叉样"畸形，正面观"枪刺样"畸形。(2022-A1，2023-A2)

★【考点4】股骨颈骨折多发生于中老年女性，表现为患髋疼痛、患肢活动障碍，不能站立和走路，患肢呈屈曲、内收、缩短、外旋畸形，外旋45°~60°。

【考点5】股骨干骨折多见于青壮年，中下1/3骨折易引起血管神经损伤。

【考点6】胫腓骨干骨折占全身骨折的4%，是长骨骨折中多发的一种。

【考点7】骨牵引适用于成年人各类型股骨骨折。(2023-A1)

## 第三节　脊柱骨折及脊髓损伤

【考点1】脊椎骨折以胸、腰椎骨折多见，多为屈曲型。

★【考点2】脊椎损伤可压迫或损伤脊髓或马尾神经，引起瘫痪。胸段脊髓损伤表现为截瘫，颈段损伤表现为四肢瘫。(2023-A2)

【考点3】颅骨牵引复位：牵引重量为3~5kg。(2022-A1)

【考点4】脊髓损伤包括脊髓震荡(最轻)、脊髓挫伤、脊髓受压、脊髓断裂(恢复无望)、马尾神经受压等。(2023-A1)

## 第四节　骨盆骨折

★【考点1】骨盆骨折的体征：骨盆分离试验和挤压试验阳性。

【考点2】骨盆骨折后引起大量出血，易导致腹膜后血肿和出血性休克。

【考点 3】骨盆骨折非手术治疗需卧床休息 3~4 周。

## 第五节　关节脱位

【考点 1】关节脱位最常见的原因是创伤性脱位。

★【考点 2】关节脱位的特征表现：畸形、弹性固定、关节盂空虚。

【考点 3】关节脱位的治疗原则：复位、固定（2~3 周）、功能锻炼。

★【考点 4】肩关节脱位呈"方肩"畸形，杜加试验阳性。复位后将肩关节固定于内收、内旋、屈肘 90°，用三角巾悬吊于胸前，固定 3 周。（2023-A3、A4）

【考点 5】肘关节脱位：肘后空虚，肘后三点关系失常。

★【考点 6】髋关节脱位病人可出现屈曲、内收、内旋、短缩畸形。复位后置患肢于外展中立位皮牵引或穿丁字鞋固定 2~3 周，4 周后扶拐下地，3 个月内患肢不负重。（2022-B）

【考点 7】关节脱位伤后 24 h 之内冷敷，之后热敷。

【考点 8】肘关节脱位首选手法复位，固定肘关节于屈肘 90°，前臂三角巾悬吊于胸前 3 周。（2023-A3、A4）

## 第六节　断肢再植

【考点 1】现场急救包括止血、包扎、断肢保存和快速转运，同时要防休克。

★【考点 2】断肢严禁冲洗、浸泡、涂药，应将包裹好的断肢放入清洁的塑料袋内，再将其放入有盖的容器中，周围加冰块，保持在 4℃左右。

【考点 3】再植肢体皮温突然下降 3℃以上，提示静脉栓塞。

【考点 4】断肢再植术后 72 小时内要密切注意血管危象。

| 第四十六章 |

## 骨与关节感染病人的护理

**考情分析**：本章重点考查第一、二节内容，主要题型为 A1 型题。其中 2021 年占 1 分，2022 年占 1 分。

【考点 1】化脓性骨髓炎多见于儿童，以急性血源性骨髓炎多见。

★★【考点 2】急性血源性骨髓炎的致病菌多为溶血性金黄色葡萄球菌，好发在长骨干骺端。

【考点 3】慢性骨髓炎急性发作的临床表现：已经暂时闭合的窦道破溃，流出臭味脓液或小死骨片，以手术治疗为主。

【考点 4】化脓性关节炎多见于儿童，好发于髋关节和膝关节。

★★【考点 5】化脓性关节炎的局部表现：病变关节剧痛，呈半屈位，拒绝活动和检查。X 线检查呈虫蚀样改变。

【考点 6】表浅的大关节采用关节腔灌洗，深在的大关节应切开引流，术后置管灌洗。

【考点 7】骨与关节结核病多见于青少年，多由肺结核引起。

【考点 8】脊柱结核多见，主要特征是椎间盘破坏，拾物试验阳性。

★【考点 9】髋关节结核病人"4"字试验与托马斯征阳性。（2022-B）

【考点 10】膝关节结核病人可见浮髌试验阳性，X 线检查早期可见髌上囊肿胀，局限性骨质疏松。

★★【考点 11】抗结核药物术前用药至少 2 周，术后继续用药至少 3~6 个月。

| 第四十七章 |

# 腰腿痛及颈肩痛病人的护理

**考情分析**：本章重点考查第一、三节内容，主要题型为 A1、B 型题。其中 2021 年占 1 分，2022 年占 2 分，2023 年占 1 分。

★【考点 1】腰椎间盘突出最易发生的部位是腰 4~5 和腰 5~骶 1。

【考点 2】腰椎间盘突出的症状：腰痛、坐骨神经痛、马尾神经受压。（2022-A1）

【考点 3】腰椎侧突：当髓核突出位于神经根内侧时，腰椎突向健侧；当髓核突出位于神经根外侧时，腰椎突向患侧。

★【考点 4】腰椎间盘突出病人应绝对卧硬板床休息。

【考点 5】腰椎管狭窄症的后天发病因素中，最多见的是椎管退行性变。（2023-A1）

★【考点 6】腰椎管狭窄症的主要表现是间歇性跛行、腰腿痛、马尾神经受压。

★★【考点 7】间歇性跛行：当病人走一段路之后出现下肢疼痛、麻木、无力，下蹲休息数分钟后可继续走路，反复出现。

【考点 8】颈椎病的基本病因是颈椎间盘退行性变。（2021-A1）

★【考点 9】神经根型颈椎病：最常见，其症状为颈肩疼痛及僵硬，臂丛牵拉试验阳性，压头试验阳性。

【考点 10】脊髓型颈椎病：精细活动失调，步态不稳，有踩棉花样感觉。（2022-A2）

★【考点 11】椎动脉型颈椎病：颈性眩晕，平衡障碍和共济失调，甚至猝倒。

# | 第四十八章 |

## 骨肿瘤病人的护理

**考情分析**：本章主要题型为 A1 型题。其中 2021 年占 1 分，2022 年占 3 分，2023 年占 1 分。

【考点 1】骨软骨瘤好发于长管状骨的干骺端，多见于青少年。X 线片见长骨干骺端骨性突起，可呈有蒂、杵状或鹿角状。

★【考点 2】骨巨细胞瘤好发于股骨下端和胫骨上端，X 线片显示骨端偏心性溶骨性破坏，骨皮质变薄膨胀呈肥皂泡样改变，无骨膜反应。

★【考点 3】骨肉瘤是原发性骨肿瘤中最多见、恶性程度很高的肿瘤，以长管状骨的干骺端多见。X 线片出现 Codman 三角及"日光射线"现象。（2022-A1、A2，2023-B）

【考点 4】恶性骨肿瘤采取以手术治疗为主，放射治疗、化学治疗和生物治疗为辅的综合治疗。（2022-A2）

【考点 5】骨软骨瘤属于良性骨肿瘤。（2023-B）

微信扫描二维码
进入 VIP 题库做题

做题是巩固知识的必要环节，能有效提升通过率。

易哈佛 CEO：小麦

## 第三篇

妇产科护理学

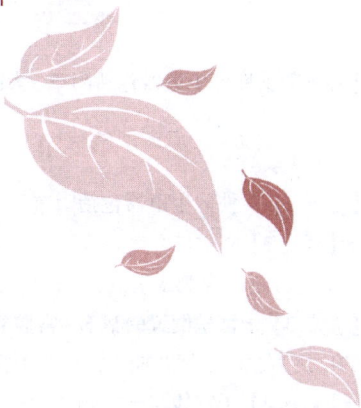

# | 第一章 |

## 女性生殖系统解剖生理

**考情分析**：本章重点考查第四、五节内容，主要题型为 A1、B 型题。其中 2021 年占 8 分，2022 年占 4 分，2023 年占 4 分。

### 第一节　外生殖器

【考点】女性外生殖器包括阴阜、大阴唇、小阴唇、阴蒂和阴道前庭。

### 第二节　内生殖器

【考点 1】女性内生殖器包括阴道、子宫、输卵管及卵巢。（2022-A1）

★【考点 2】阴道后穹窿是腹腔的最低部分，当该陷凹有积液时，可经阴道后穹窿进行穿刺或引流，是诊断某些疾病或实施手术的途径。

【考点 3】子宫呈倒置的梨形，宫腔容积约 5 mL。成人子宫体与子宫颈的比例为 2：1，婴儿期子宫体与子宫颈的比例为 1：2。

★【考点 4】子宫体与子宫颈之间形成的最狭窄的部分称子宫峡部，其上端因解剖上较狭窄，称为解剖学内口，下端称为组织学内口。

★★【考点 5】子宫韧带：①圆韧带，维持子宫前倾位；②阔韧带，维持子宫在盆腔的正中位置；③主韧带，固定子宫颈正常位置的重要组织；④宫骶韧带，保持子宫于前倾的位置。

★【考点 6】输卵管分为 4 部分：①间质部；②峡部；③壶腹部（受精部位）；④伞端。（2021-A1）

【考点 7】女性尿道长 4~5 cm，短而直，邻近阴道，故易发生泌尿系统感染。

【考点8】子宫颈癌的好发部位是外口柱状上皮与鳞状上皮交界处。
（2023-A1）

## 第三节　骨盆

【考点1】骨盆入口平面：真假骨盆的交界面，呈横椭圆形。

1. 入口前后径：耻骨联合上缘中点至骶岬上缘正中间的距离。平均值约为 11 cm，胎先露部进入骨盆入口的重要径线。

2. 入口横径：两侧髂耻线间的最大距离，平均值约为 13 cm。

★★【考点2】中骨盆平面：骨盆最小平面。①中骨盆前后径：平均值约为 11.5 cm。②中骨盆横径：也称坐骨棘间径，平均值约为 10 cm。
（2021-A1）

★【考点3】骨盆出口平面。①出口前后径：平均值约为 11.5 cm。②出口横径：也称坐骨结节间径，平均值约为 9 cm。③出口后矢状径：平均值约为 8.5 cm。若出口横径稍短，而出口后矢状径较长，两径线之和>15 cm 时，一般大小的胎头可利用后三角经阴道娩出。

## 第四节　卵巢的周期性变化及内分泌功能

【考点1】排卵多发生在两次月经中间，一般在下次月经来潮之前 14 天左右。

【考点2】若卵子未受精，在排卵后9~10天黄体开始萎缩。

【考点3】卵巢功能：产生卵子并排卵和分泌女性激素。

【考点4】卵巢主要分泌和合成雌激素和孕激素，也合成少量雄激素。
（2023-B）

★【考点5】雌激素的生理功能：①促进卵泡发育；②促进子宫发育，提高子宫平滑肌对缩宫素的敏感性和收缩力，宫颈黏液分泌增多，质变稀薄，易拉成丝状；③加强输卵管节律性收缩的振幅；④促进阴道上皮增生和角化；⑤对乳房的作用：促进乳腺管增生，乳头乳晕着色；⑥雌激素参与下丘脑-垂体-卵巢轴的正负反馈调节，控制垂体促性腺激素的分泌；⑦促进水、钠潴留；⑧促进骨钙的沉积。

★【考点6】孕激素的生理功能：①通过对下丘脑的负反馈作用，影响垂体促性腺激素的分泌；②降低妊娠子宫对缩宫素的敏感性，可使增生期子宫内膜转化为分泌期内膜；③抑制输卵管肌节律性收缩的振幅；④使阴道上皮脱落加快；⑤促进乳腺腺泡发育；⑥促进肾脏排出钠离子和氯离子；⑦排卵后基础体温可升高 0.3~0.5℃；⑧促进体内水钠排泄。(2022-A1)

## 第五节　月经周期的调节及临床表现

【考点1】月经周期的调节主要通过下丘脑-垂体-卵巢轴。

【考点2】下丘脑分泌促性腺激素释放激素；垂体分泌促卵泡素(FSH)、黄体生成素(LH)。(2023-B)

【考点3】月经是性功能成熟的标志之一。

★【考点4】月经第一次来潮，称为初潮。初潮年龄在 11~16 岁，多数为 13~14 岁。(2021-A1，2022-A1)

【考点5】月经周期：两次月经第 1 天的间隔时间，一般为 21~35 天。

【考点6】月经期：月经持续的天数，一般为 2~8 天。

★【考点7】月经血色呈暗红色，主要特点是不凝固，偶尔有小凝块。正常月经量为 20~60 mL。

## 第六节　生殖器官的周期性变化

★★★【考点1】子宫内膜的周期：①增殖期，月经周期的第 5~14 天；②分泌期，月经周期的第 15~28 天；③月经期，月经周期的第 1~4 天。

★【考点2】排卵前，宫颈黏液分泌量逐渐增多，变稀薄透明，干燥后可见羊齿植物叶状结晶。排卵后，黏液分泌量减少，变浑浊黏稠，拉丝易断。

【考点3】在排卵前，受雌激素影响，阴道黏膜上皮增生，表层细胞角化，以排卵期最明显。排卵后，受孕激素影响，阴道黏膜上皮细胞大量脱落，脱落细胞多为中层细胞或角化前细胞。

# | 第二章 |

# 妊娠期妇女的护理

> **考情分析**：本章重点考查第二节内容，主要题型为 A1、A2 型题。其中 2021 年占 4 分，2022 年占 7 分，2023 年占 3 分。

## 第一节　妊娠生理

【考点 1】胎儿附属物包括胎盘、胎膜、脐带和羊水。

★★【考点 2】胎盘是母体与胎儿间进行物质交换的重要器官，在妊娠 12 周末形成。①羊膜：胎盘的最内层，构成胎盘的胎儿部分。②叶状绒毛膜：构成胎盘的胎儿部分，是胎盘的主要部分。③底蜕膜：构成胎盘的母体部分。（2021-A1）

【考点 3】胎盘功能包括气体交换、营养物质供应、排出胎儿代谢产物、防御功能和合成功能等。

★【考点 4】人绒毛膜促性腺激素（hCG）：受精后 10 天左右即可自母体血清中测出，是诊断早孕的敏感方法之一，至妊娠 8~10 周时分泌达高峰，产后 2 周内消失。

【考点 5】足月胎儿的脐带内有 1 条脐静脉和 2 条脐动脉。

【考点 6】正常足月妊娠羊水量约 800 mL。羊水量超过 2000 mL，可诊断为羊水过多；羊水量少于 300 mL，可诊断为羊水过少。

★【考点 7】妊娠 8 周末，超声显像可见早期心脏形成并有搏动。

## 第二节　妊娠期母体变化

【考点 1】妊娠期子宫早期增大变软呈球形，妊娠 14 周起出现不规则无痛收缩，子宫颈外观肥大呈紫蓝色。

【考点2】蒙氏结节：乳晕上的皮肤腺肥大，形成散在的结节状小隆起。

★★【考点3】孕妇合并心脏病，在妊娠 32～34 周、分娩期及产褥期最初 3 日之内发生，因心脏负荷较重，易发生心力衰竭。

★【考点4】早孕反应一般于停经 6 周左右出现，于妊娠 12 周自行消失。

【考点5】妊娠 12 周时，子宫增大超出盆腔。（2022-B）

【考点6】正常孕妇在整个妊娠期体重平均增加约 12.5kg。（2023-A1）

## 第三节　妊娠诊断

【考点1】妊娠 13 周末以前称早期妊娠，妊娠 14～27 周末称中期妊娠，妊娠 28 周及其后称晚期妊娠。

★【考点2】停经是妊娠最早、最重要的症状。（2022-A2）

【考点3】黑加征：子宫随停经月份而逐渐增大，子宫峡部极软，感觉宫颈与宫体似不相连。

【考点4】检查早期妊娠快速准确的方法是超声检查。

【考点5】子宫底高度与妊娠时间的关系。（2022-A1）

| 妊娠周数 | 妊娠月份 | 手测子宫底高度 |
|---|---|---|
| 满 12 周 | 3 个月末 | 耻骨联合上 2～3 横指 |
| 满 16 周 | 4 个月末 | 脐耻之间 |
| 满 20 周 | 5 个月末 | 脐下 1 横指 |
| 满 24 周 | 6 个月末 | 脐上 1 横指 |
| 满 28 周 | 7 个月末 | 脐上 3 横指 |
| 满 32 周 | 8 个月末 | 脐与剑突之间 |
| 满 36 周 | 9 个月末 | 剑突下 2 横指 |
| 满 40 周 | 10 个月末 | 脐与剑突之间或略高 |

★★【考点6】孕妇于妊娠 18～20 周开始自觉胎动，妊娠 28 周后，胎动次数≥10 次/2 h。

★【考点 7】妊娠 18~20 周可听诊到胎心音，每分钟为 110~160 次。

## 第四节　胎产式、胎先露、胎方位

【考点 1】胎产式：胎儿身体纵轴与母体身体纵轴之间的关系。

★【考点 2】胎先露：最先进入骨盆入口的胎儿部分。（2021-A1）

【考点 3】胎方位：胎儿先露部的指示点与母体骨盆的关系。面先露以颏骨为指示点，枕先露以枕骨为指示点，臀先露以骶骨为指示点，肩先露以肩胛骨为指示点。（2022-A1，2023-A1）

## 第五节　产前检查及健康指导

【考点 1】产前检查：妊娠 28 周前每 4 周检查 1 次，妊娠 28 周后每 2 周检查 1 次，妊娠 36 周后每周检查 1 次。

★【考点 2】预产期推算：末次月经第 1 天起，月份减 3 或加 9，日期加 7。

【考点 3】枕先露时，胎心音在脐下方右或左侧；臀先露时，胎心音在脐上方右或左侧，肩先露时，胎心音在脐部下方最清楚。

【考点 4】骶耻外径：正常值为 18~20 cm，是骨盆外测量中最重要的径线。

★【考点 5】耻骨弓的正常角度为 90°。

【考点 6】坐骨棘间径：正常值约为 10 cm。骶耻内径：正常值为 12.5~13 cm。

【考点 7】妊娠前 3 个月口服叶酸，预防胎儿神经管畸形。

★★【考点 8】孕妇每次计数 10 次胎动所用时间，凡胎动计数<10 次/2 h，或逐日下降>50% 而不能恢复者，均应视为胎儿有宫内缺氧。（2022-A2）

【考点 9】妊娠前 3 个月及末 3 个月，应避免性生活。

★【考点 10】围生期：妊娠满 28 周至出生后 7 天。

## 第六节　妊娠期常见症状及其护理

★【考点】仰卧位低血压综合征：孕妇若较长时间取仰卧姿势，由于增大的妊娠子宫压迫下腔静脉，使回心血量及心排出量骤然减少，出现低血压。

# | 第三章 |

# 分娩期妇女的护理

考情分析：本章重点考查第二节内容，主要题型为 A1、B 型题。其中 2021 年占 3 分，2022 年占 2 分，2023 年占 1 分。

## 第一节　影响分娩的因素

【考点 1】妊娠满 37 周至不满 42 足周称为足月产。妊娠满 28 周至不满 37 足周称为早产。妊娠满 42 周及其后分娩称为过期产。

【考点 2】产力包括子宫收缩力、腹肌及膈肌收缩力和肛提肌收缩力。

★★【考点 3】宫缩特点。①节律性：临产开始时，宫缩持续时间为 30 s，间歇期多在 5~6 min。宫口开全后，宫缩持续时间达 60 s，间歇期一般可缩短至 1~2 min。②对称性和极性：开始于左右两侧宫角，以宫底部最强并最持久。③缩复作用。

【考点 4】骨盆倾斜度：一般为 60°。

★【考点 5】初产妇一般是宫颈管先消失，宫口后扩张，经产妇的宫颈管消失与宫口扩张同时进行。

★【考点 6】双顶径：胎头最大横径，平均值约为 9.3 cm。

【考点 7】枕额径：胎头以此径衔接，平均值约为 11.3 cm。

【考点 8】枕下前囟径：平均值约为 9.5 cm，胎头俯屈后以此径通过产道。

【考点 9】矢状缝和囟门是确定胎位的重要标记。

# 第二节　正常分娩妇女的护理

【考点1】胎儿分娩以枕先露多见，尤以枕左前位最多见。

★【考点2】见红为可靠的分娩先兆。

★★【考点3】临产诊断：有规律且逐渐增强的子宫收缩，持续30 s 或以上，间歇时间为5~6 min，同时伴有进行性子宫颈管消失、宫口扩张和胎先露下降。

★★【考点4】产程分期。

1. 第一产程（宫颈扩张期）：从有规律宫缩开始至宫口开全。

2. 第二产程（胎儿娩出期）：从宫口开全到胎儿娩出。未实施硬膜外麻醉者，初产妇不超过3 h，经产妇不应超过2 h。实施硬膜外麻醉者，可在此基础上延长1 h，即初产妇不超过4 h，经产妇不超过3 h。

3. 第三产程（胎盘娩出期）：从胎儿娩出到胎盘娩出。需5~15 min，一般不超过30 min。

★【考点5】第一产程。①潜伏期：从临产出现规律宫缩至子宫口扩张6 cm，初产妇>20 h，经产妇>14 h 称为潜伏期延长。②活跃期：宫口扩张6 cm 至宫口开全10 cm，活跃期宫口扩张速度<0.5 cm/h 称为活跃期延长。

★【考点6】破膜后应立即卧床，行肛门检查，若破膜时间>12 h 尚未分娩者，应用抗生素。

★★【考点7】胎盘剥离征象：子宫体变硬呈球形，降至子宫下段，子宫底升高达脐上；阴道少量流血；阴道口外露的一段脐带自行延长；轻压子宫下段，子宫体上升而外露的脐带不再回缩。

【考点8】胎头娩出后，护士应用手自鼻向下颏将黏液、羊水等挤出。（2022-A1）

| 第四章 |

# 产褥期妇女的护理

> **考情分析**：本章重点考查第二节内容，主要题型为 A1 型题。其中 2021 年占 2 分，2022 年占 2 分，2023 年占 2 分。

## 第一节　产褥期母体变化

★★【考点 1】产褥期：从胎盘娩出至产妇除乳腺外全身各器官恢复至非孕期状态，一般为 6 周。（2021-A1）

【考点 2】子宫颈于产后 1 周恢复至非孕期状态，4 周恢复至正常状态。

【考点 3】子宫底于产后 1 周，可在耻骨联合上扪到，产后 10 天，腹部检查测不到子宫底，产后 6 周子宫恢复到正常未孕期大小。

★【考点 4】初乳是指产后 7 天内分泌的乳汁。

## 第二节　产褥期妇女的护理

【考点 1】泌乳热：产后 3~4 天产妇体温为 37.8~39℃，不超过 16 h。

【考点 2】产后宫缩痛一般持续 2~3 天后会自行消失。

★【考点 3】恶露。①血性恶露：色鲜红，含大量血液，量多，有时有小血块，持续 3~4 天。②浆液恶露：色淡红，持续 10 天左右。③白色恶露：色泽较白，黏稠，持续 3 周干净。（2022-A1）

【考点 4】产后 2 h 内易发生产后出血。

★★【考点 5】水肿严重者局部用 50% 硫酸镁溶液湿热敷，产后 24 h 可用红外线照射外阴。如有侧切伤口，产妇应采取健侧卧位，一般于产后

3~5 天拆线。分娩后 7~10 天可温水坐浴。（2021-A1）

【考点6】产后 6 周，生殖器官复原时，可恢复性生活。

## 第三节　母乳喂养

【考点1】母乳喂养的优点：①含有婴儿所需的全部营养；②减少新生儿患腹泻及被大肠埃希菌感染的机会；③初乳具有轻泻的作用，可减轻新生儿黄疸的发生；④母乳喂养可增进母子感情，促进子宫收缩，预防产后出血，减低母亲患乳腺癌、卵巢癌的概率；⑤喂养方便，经济实惠。

★【考点2】造成乳头皲裂的主要原因是婴儿含接姿势不良。

★★【考点3】乳头皲裂者先喂健侧乳房；乳腺炎者先喂患侧乳房。

# | 第五章 |
# 新生儿保健

考情分析：本章重点考查第一节内容，主要题型为 A1 型题。其中 2021 年占 2 分，2022 年占 1 分，2023 年占 3 分。

## 第一节　正常新生儿的生理解剖特点与护理

★★【考点 1】生理性黄疸：出生后 48~72 h 出现的黄疸。若出生后 24 h 内出现黄疸，考虑病理性黄疸。（2021-A1）

★【考点 2】生理性体重下降：新生儿在出生后 4~5 天体重下降 5%~10%，一般不超过 10%。

【考点 3】预防新生儿出血，可在出生后立即预防性注射维生素 $K_1$。

【考点 4】新生儿在胎儿期通过胎盘从母体获得 IgG。（2022-A1）

【考点 5】新生儿沐浴应调节室温在 26~28℃，先倒冷水再倒热水，水温为 40℃左右，沐浴时间选择在哺乳后 1 h。

★【考点 6】新生儿脐带护理：可用 75%乙醇棉签涂抹，脐带一般在出生后 3~7 天自然脱落。

## 第二节　婴儿抚触

★【考点 1】抚触一般在出生后 24 h 开始，应在沐浴后，两次哺乳之间进行。（2023-A1）

【考点 2】抚触先后顺序：头面部、胸部、腹部、四肢、手和足、背部。

# | 第六章 |

## 高危妊娠妇女的护理

> **考情分析**：本章重点考查第三节内容，主要题型为 A2 型题。其中 2022 年占 1 分，2023 年占 5 分。

### 第一节　高危妊娠的治疗原则及护理

【考点】孕妇自觉胎动过频或胎动过分剧烈，表示胎儿在宫内严重缺氧，有胎死宫内的危险。

### 第二节　胎儿窘迫

【考点 1】羊水胎粪污染：Ⅰ度为浅绿色；Ⅱ度为黄绿色并浑浊；Ⅲ度为棕黄色，稠厚。

★【考点 2】慢性胎儿窘迫：表现为胎动计数<10 次/2 h 或减少 50%，提示胎儿缺氧可能。

★★【考点 3】胎儿窘迫征象：胎心率>160 次/min 或<110 次/min，出现胎心晚期减速，变异减速或(和)基线缺乏变异。(2023-A2)

### 第三节　新生儿窒息的护理

★【考点 1】轻度(青紫)窒息：Apgar 评分为 4~7 分。新生儿面部与全身皮肤呈青紫色；呼吸表浅或不规律；心跳规则且有力，心率减慢(80~120 次/min)；对外界刺激有反应；喉反射存在；肌张力好；四肢稍屈。(2023-A3、A4、B)

★★【考点2】重度(苍白)窒息：Apgar 评分为 0~3 分。新生儿皮肤苍白；口唇暗紫；无呼吸或仅有喘息样微弱呼吸；心跳不规则；心率<80 次/min 且弱；对外界刺激无反应；喉反射消失；肌张力松弛。(2023-B)

# | 第七章 |

## 妊娠期并发症妇女的护理

**考情分析：** 本章重点考查第一、三节内容，主要题型为 A1、A2 型题。其中 2021 年占 2 分，2022 年占 5 分，2023 年占 9 分。

### 第一节　流产

【考点 1】流产：妊娠不足 28 周、胎儿体重不足 1000 g 而终止者。发生于妊娠 12 周以前者称早期流产，妊娠 12 周至不足 28 周者称晚期流产。最常见的原因是染色体异常。

★★【考点 2】先兆流产：表现为停经后先出现少量阴道流血，轻微腹痛。子宫大小与停经周数相符，宫口未开，胎膜未破，妊娠产物未排出。应卧床休息，禁止性生活，减少刺激。（2022-A1）

★【考点 3】难免流产：表现为阴道流血量增多，阵发性腹痛加重。子宫大小与停经周数相符或略小，宫口已扩张，但胚胎及胎盘组织尚未排出。应尽早使胚胎及胎盘组织完全排出。

【考点 4】不全流产：妊娠产物已部分排出体外，可致阴道流血持续不止，下腹部疼痛减轻。子宫小于停经周数，宫口已扩张。应行吸宫术或钳刮术。（2022-A2）

★★【考点 5】稽留流产：胚胎或胎儿已死亡但滞留在宫腔内尚未自然排出者。子宫小于妊娠周数，宫口关闭。听诊不能闻及胎心。应及时促进胎儿和胎盘排出。（2021-A1）

## 第二节　异位妊娠

【考点 1】异位妊娠以输卵管妊娠最常见。（2023-A1）

【考点 2】输卵管妊娠破裂多见于峡部妊娠，发病多在孕 6 周左右。

★【考点 3】异位妊娠的症状包括停经(停经 6～8 周后出现不规则阴道流血)、腹痛(就诊的主要症状)、阴道流血、晕厥与休克。（2022-A2）

【考点 4】输卵管妊娠的主要体征：流产或破裂者，阴道后穹窿饱满，有宫颈抬举痛或摇摆痛。腹腔内出血多时检查子宫呈漂浮感。

★【考点 5】诊断异位妊娠简单可靠的方法是阴道后穹窿穿刺。（2022-A1）

【考点 6】异位妊娠破裂时常为撕裂样疼痛。（2023-A1）

## 第三节　妊娠期高血压疾病

【考点 1】妊娠期高血压疾病的基本病变是全身小动脉痉挛。

【考点 2】妊娠期高血压：妊娠期 20 周后首次出现血压 ≥140/90 mmHg；尿蛋白(−)。

★【考点 3】子痫前期。轻度：妊娠 20 周后出现 BP>140/90 mmHg；尿蛋白 ≥0.3 g/24 h 或尿蛋白/肌酐比值>0.3，或随机尿蛋白 ≥(+)；可伴有上腹不适、头痛、视物模糊等症状。重度：BP ≥160/110 mmHg，尿蛋白 ≥2.0 g/24 h 或随机尿蛋白 ≥(+++)；血清肌酐>106 μmol/L，血小板<100×10$^9$/L；出现微血管溶血(LDH 升高)；血清 ALT 或 AST 升高；持续性头痛或其他脑神经或视觉障碍；持续性上腹不适等。

【考点 4】妊娠期高血压每日休息不少于 10 h，休息以左侧卧位为宜。

★★【考点 5】硫酸镁的滴注速度以 1 g/h 为宜，不超过 2g/h。中毒现象首先表现为膝反射减弱或消失。用药应监测孕妇血压，同时膝腱反射必须存在、呼吸 ≥16 次/min、尿量每 24 h ≥600 mL 或每小时 ≥25 mL。中毒解救可用 10%葡萄糖酸钙溶液 10 mL 静脉推注。

【考点 6】对于妊娠期高血压疾病者，若经阴道分娩，在胎儿娩出前肩后应立即静脉推注缩宫素(禁用麦角新碱)。

## 第四节　前置胎盘

★★【考点 1】前置胎盘的主要症状是无诱因、无痛性反复阴道流血，首选方法是超声波检查。（2021-A1）

【考点 2】期待疗法适用于妊娠不足 36 周或估计胎儿体重小于 2300 g。

★【考点 3】前置胎盘禁做肛查和阴道检查。

【考点 4】部分性前置胎盘：子宫颈内口部分为胎盘组织所覆盖。（2023-A3、A4）

## 第五节　胎盘早剥

【考点 1】胎盘早期剥离：妊娠 20 周后或分娩期，正常位置的胎盘在胎儿娩出前，部分或全部从子宫壁剥离。

★★【考点 2】胎盘早剥的典型临床表现：阴道流血、腹痛，可伴有子宫张力增高和子宫压痛，尤以胎盘剥离处最明显。

【考点 3】胎盘早剥的处理原则：纠正休克，及时终止妊娠。

## 第六节　早产

★★【考点 1】早产临产：妊娠晚期者子宫收缩规律(20 min≥4 次)，伴宫颈管消退≥80% 及进行性宫口扩张 2 cm 以上。

【考点 2】对妊娠 34 周前的早产者，分娩前遵医嘱给予糖皮质激素等促胎肺成熟。

## 第七节　过期妊娠

★【考点】过期妊娠的处理措施：对于宫颈条件成熟引产者，可经阴道分娩；若宫颈条件不成熟则促使宫颈成熟，若出现了胎盘功能减退征象或胎儿窘迫现象，应立即行剖宫产结束分娩。

## 第八节　多胎妊娠

★【考点1】第二个胎儿娩出后应立即肌内注射或静脉滴注缩宫素，腹部放置沙袋，预防产后出血。（2023-A3、A4）

【考点2】双胎妊娠可听到两个胎心音，且两者速率相差>10 次/min。（2023-A1）

# | 第八章 |

# 妊娠期合并症妇女的护理

> **考情分析**：本章重点考查第一节内容，主要题型为 A1 型题。其中 2021 年占 2 分，2022 年占 3 分，2023 年占 1 分。

## 第一节　心脏病

★【考点 1】早期心力衰竭：①轻微活动后即有胸闷、心悸、气短；②休息时心率>110 次/min；③夜间常因胸闷而需坐起，或需到窗口呼吸新鲜空气；④肺底部出现少量持续性湿啰音，咳嗽后不消失。

【考点 2】心脏病孕妇的主要死亡原因是心力衰竭和严重感染。

【考点 3】凡不宜妊娠却已怀孕者，应在妊娠 12 周前行人工流产术。

★【考点 4】心功能 I ~ II 级，宫颈条件良好者，可在密切监护下经阴道分娩。

★★【考点 5】心脏病孕妇休息时采取左侧卧位或半卧位，每天保证至少 10 h 睡眠且中午宜休息 2 h。

【考点 6】心功能 III 级或以上者不宜哺乳。

【考点 7】妊娠合并心脏病患者第二产程心脏负担最重。（2022-A3、A4）

【考点 8】产后 3 天内，尤其 24 h 内是心力衰竭发生的危险期，产妇应充分休息且须严密监护。（2022-A3、A4）

## 第二节　病毒性肝炎

★【考点】对新生儿接受免疫，母亲为携带者(仅 HBsAg 阳性)，建议母乳喂养。对不宜哺乳者，**可口服生麦芽冲剂或乳房外敷芒硝回乳**，不宜使用雌激素回乳。

## 第三节　妊娠合并糖尿病

★【考点1】葡萄糖耐量试验（OGTT）：**禁食 12 h** 后，口服葡萄糖 75 g。血糖值诊断标准：**空腹血糖 5.1 mmol/L**，1 h 血糖 10.0 mmol/L，2 h 血糖 8.5 mmol/L。有一项达到或超过上述标准，可诊断妊娠期糖尿病。

【考点2】直接诊断为妊娠期糖尿病（GDM）：**空腹血糖≥5.1 mmol/L**。

【考点3】孕前糖尿病孕妇早期应每周检查 1 次至**第 10 周**，以后每 2 周检查 1 次，妊娠 32 周后**每周检查 1 次**。

【考点4】糖尿病孕妇不宜口服降糖药，**胰岛素**是主要的治疗药物。

## 第四节　急性肾盂肾炎

【考点1】肾盂肾炎所致的高热可引起**流产、早产**。

【考点2】肾盂肾炎的治疗原则：支持疗法、**保持泌尿道通畅和抗感染**。

## 第五节　贫血

【考点1】孕妇**血清铁<6.5 μmol/L** 为缺铁性贫血。

★【考点2】贫血产妇临产前给**维生素 K** 等止血药并备新鲜血。**胎儿前肩娩出时**，遵医嘱给予宫缩剂。

# | 第九章 |

# 异常分娩的护理

**考情分析**：本章重点考查第一节内容，主要题型为 A1、A2 型题。其中 2023 年占 1 分。

## 第一节　产力异常

★★【考点1】子宫收缩乏力。

1. 协调性子宫收缩乏力：子宫收缩力弱，持续时间短，间歇期长且不规律。第一产程可静脉滴注缩宫素，治疗无效时行剖宫产术。

2. 不协调性子宫收缩乏力：宫缩极性倒置，节律不协调。表现为产妇自觉宫缩强、腹痛、拒按、精神紧张。可酌情给予镇静剂，禁用缩宫素。

★【考点2】子宫收缩过强。

1. 协调性子宫收缩过强：子宫收缩力过强、过频。分娩短时间内结束，总产程不超过 3 h，称为急产。有急产史者应提前 2 周住院待产。

2. 不协调性子宫收缩过强。

(1)强直性子宫收缩：宫缩间歇期短或无间歇期，产妇烦躁不安、腹痛、拒按，有时可在脐下或平脐处见一环状凹陷，即病理性缩复环。

(2)子宫痉挛性狭窄环：阴道检查可触及狭窄环，不随宫缩上升。

## 第二节　产道异常

★【考点】对轻度头盆不称，在严密监护下可以试产，若试产 2~4 h，胎头仍未入盆，并伴胎儿窘迫者，应停止试产。

## 第三节　胎位、胎儿发育异常

【考点】胎头矢状缝位于骨盆横径上，后囟在骨盆左侧方，则为枕左横位，反之为枕右横位。（2023-A2）

| 第十章 |

# 分娩期并发症妇女的护理

**考情分析**：本章重点考查第一、二节内容，主要题型为 A1 型题。其中 2021 年占 2 分，2022 年占 6 分，2023 年占 3 分。

## 第一节　胎膜早破

★★【考点1】胎膜早破最突出的症状是孕妇突感有较多液体自阴道流出。

【考点2】胎膜早破可引起感染、胎盘早剥、剖宫产率增加、早产、感染、脐带脱垂和受压、胎肺发育不良及胎儿受压。

★【考点3】宫颈内口松弛者应卧床休息，并于妊娠 14～16 周行宫颈环扎术。

★【考点4】胎先露部未衔接者应绝对卧床休息，抬高臀部，避免不必要的肛查与阴道检查。（2022-A2）

【考点5】胎膜破裂后 12 h 给予抗生素预防感染发生。

【考点6】足月胎膜早破者，若无明确剖宫产指征，宜在破膜后 2～12 h 内积极引产。对宫颈成熟的孕妇，首选缩宫素引产。

## 第二节　产后出血

★【考点1】胎儿娩出后 24 h 内，阴道分娩者出血量≥500 mL，剖宫产者出血量≥1000 mL 为产后出血。（2022-A1）

【考点2】目前我国产妇最常见的死亡原因是产后出血。（2023-A1）

★★【考点3】产后出血的主要原因是子宫收缩乏力。（2022-A1、A3、A4）

★【考点4】子宫收缩乏力性出血及胎盘因素所致出血者，子宫轮廓不清晰，触不到宫底；软产道裂伤或凝血功能障碍所致出血者，宫缩较好，子宫轮廓较清晰。

【考点5】产后子宫收缩乏力造成的大出血，最常用的方法是按摩子宫。（2022-A3、A4）

【考点6】产后出血：胎盘植入者，应及时做好子宫切除的准备。（2022-A1）

【考点7】胎肩娩出后立即肌内注射或静脉滴注缩宫素可加强子宫收缩，预防产后出血。（2023-A1）

## 第三节　子宫破裂

★★【考点1】先兆子宫破裂的临床表现：子宫形成病理性缩复环、下腹部压痛、胎心率异常及血尿。

【考点2】子宫破裂病人腹壁下可清楚扪及胎体，胎心、胎动消失。

## 第四节　羊水栓塞

★【考点】羊水栓塞是指由羊水进入母体血液循环而引起的肺动脉高压、低氧血症、循环衰竭、弥散性血管内凝血及多器官功能衰竭等一系列病理生理变化的过程。

# | 第十一章 |

## 产后并发症妇女的护理

> **考情分析**：本章重点考查第一节内容，主要题型为 A1 型题。其中 2021 年占 2 分，2022 年占 1 分，2023 年占 2 分。

### 第一节　产褥感染

★【考点 1】产褥期感染的病原体存在于产妇生殖道内，以厌氧菌占优势。

★【考点 2】急性子宫内膜炎、子宫肌炎：恶露量多，浑浊，有臭味；下腹部疼痛。（2023-A2）

【考点 3】血栓性静脉炎：多见于产后 1~2 周，继子宫内膜炎后出现反复发作的寒战、高热，持续数周。髂总静脉或股静脉栓塞时可出现下肢水肿、皮肤发白和疼痛(称股白肿)。

【考点 4】产褥病率的原因以产褥感染为主，但也包括其他感染，如急性乳腺炎、上呼吸道感染、泌尿系统感染、血栓性静脉炎等。（2022-A1）

### 第二节　晚期产后出血

★★【考点 1】晚期产后出血是指分娩 24 h 后，在产褥期内发生的子宫大量出血，以产后 1~2 周发病最常见。（2021-A1，2023-A1）

★【考点 2】晚期产后出血最常见的原因是胎盘、胎膜残留，多发生于产后 10 天，表现为血性恶露持续时间延长，子宫复旧不全。

## 第三节　泌尿系统感染

★【考点 1】泌尿系统感染以大肠埃希菌最多见，主要为上行感染。

【考点 2】产妇膀胱炎表现为尿频、尿急、尿痛，通常无全身症状。

★【考点 3】产妇肾盂肾炎表现为腰部疼痛、高热、恶心、膀胱刺激征等。

## 第四节　产后心理障碍

【考点】产后沮丧不需要特别治疗，给予心理卫生保健指导与护理；重症产后抑郁或精神病病人须住院接受抗抑郁、抗分裂等治疗。

# ｜第十二章｜
## 遗传咨询与产前诊断

> **考情分析**：本章主要题型为 A1 型题。

【考点 1】遗传咨询方法包括回顾性遗传咨询、前瞻性遗传咨询、负遗传咨询。

【考点 2】碘缺乏病对人类最大的危害是造成脑发育落后。

【考点 3】高氟区是指饮水中氟的含量超过 1 mg/L。

| 第十三章 |

# 妇科护理病历

考情分析：本章主要题型为 A1 型题。

【考点1】婚育史记录：如足月产 1 次，无早产，流产 1 次，现存子女 1 人，可简写为 1-0-1-1(足-早-流-存)，或用孕 2 产 1(G2P1)表示。

【考点2】经直肠、阴道、腹部联合检查称三合诊。

★★【考点3】直肠-腹部诊：适用于未婚、阴道闭锁或经期不宜做阴道检查者。

# | 第十四章 |
## 女性生殖系统炎症病人的护理

> **考情分析**：本章重点考查第三节内容，主要题型为 A1 型题。其中 2021 年占 5 分，2022 年占 2 分，2023 年占 7 分。

### 第一节　概述

【考点】阴道自净作用：阴道上皮细胞含有丰富的糖原，在阴道杆菌的作用下，分解为乳酸以维持阴道正常酸性环境（pH 通常为 3.8~4.4），使嗜碱性病原体的活动和繁殖受到抑制。

### 第二节　外阴部炎症

★【考点1】非特异性外阴炎的症状：外阴皮肤黏膜瘙痒、疼痛、灼热，性交及排尿排便时加重。

【考点2】非特异性外阴炎的治疗措施：用 1∶5000 高锰酸钾溶液坐浴，水温为 41~43℃，每日 1~2 次，每次 15~30 min，月经期避免坐浴。

★【考点3】前庭大腺炎的症状：急性期，大阴唇下 1/3 处疼痛、肿胀。（2023-A1）

【考点4】非特异性外阴炎：病因：阴道分泌物、炎症分泌物、经血、尿液、粪便刺激，外阴不洁；着化纤内裤、紧身衣致局部透气性差；细菌感染等。（2023-A1）

## 第三节　阴道炎症

★★【考点 1】滴虫性阴道炎。

1.病理：月经前后，阴道 pH 发生变化，pH 为 5.2~6.6 的环境利于滴虫繁殖。病人用物煮沸消毒 5~10 min 可消灭病原体。（2023-A1）

2.症状：稀薄泡沫状阴道分泌物，局部灼热，性交痛。

3.治疗：口服甲硝唑 7 天。用药后 24 h 内不宜哺乳。每次月经干净后复查 1 次，连续 3 个月经周期的检查结果均是阴性称治愈。

★【考点 2】外阴阴道假丝酵母菌病。

1.病理：主要致病菌是白色假丝酵母菌。诱发因素：大量雌激素治疗、长期使用抗生素等。

2.症状：干酪样白带或豆渣样白带。（2021-A1，2022-A1，2023-A1）

3.体征：阴道黏膜红肿并附着白色块状薄膜。

4.治疗：用 2%~4% 碳酸氢钠溶液阴道灌洗或坐浴，灌洗温度一般为 40℃。（2021-A1，2023-A1）

★【考点 3】萎缩性阴道炎。

1.症状：白带增多，分泌物稀薄，呈淡黄色，伴外阴瘙痒、尿频等。

2.体征：阴道皱襞消失，上皮菲薄，黏膜出血，阴道闭锁。

3.治疗：用 0.5% 醋酸溶液或 1% 乳酸溶液阴道灌洗。

## 第四节　子宫颈炎症

★【考点 1】宫颈糜烂病人应在月经干净后 3~7 天行物理治疗。术后 1~2 周脱痂时可有少量出血，嘱病人每日清洗外阴 2 次，在创面尚未愈合期间（4~8 周）禁止性生活、盆浴及阴道冲洗。两次月经干净后 3~7 天复查。

【考点 2】宫颈糜烂最常用的治疗是物理治疗。（2023-A2）

## 第五节　盆腔炎性疾病

★【考点1】急性盆腔炎症以上行感染为主。

★【考点2】急性盆腔炎症首选抗生素治疗，休息宜取半卧位。

## 第六节　尖锐湿疣

★★【考点1】尖锐湿疣的病原体是人乳头瘤病毒，性交是主要的直接传播途径。

【考点2】尖锐湿疣可见乳头状疣，质软，呈粉红色或污灰色。疣可融合形成鸡冠状，触之易出血，有腥臭脓性分泌物。

## 第七节　淋病

★【考点1】淋病由革兰氏阴性淋病奈瑟菌引起，通过性交直接传播。

【考点2】目前筛查淋病的金标准是分泌物淋菌培养。

【考点3】淋病治疗首选第三代头孢菌素，应夫妻同治。

★【考点4】淋病病人的内裤、浴盆、毛巾应煮沸消毒5~10 min，病人所接触的物品及器具用1%苯酚溶液浸泡。

★【考点5】治疗结束后2周内，在无性接触史情况下符合下列标准为治愈：①临床症状和体征全部消失；②治疗结束的4~7天取宫颈管分泌物做涂片及细菌培养连续3次均为阴性。

## 第八节　梅毒

★【考点1】梅毒主要由苍白密螺旋体引起，传染源是梅毒病人，主要通过性交经黏膜擦伤处传播。（2022-A1）

★【考点2】梅毒治疗首选青霉素，夫妻同治。

【考点3】梅毒随访：第1年每3个月复查1次，以后每半年复查1次，连续2~3年。

## 第九节　获得性免疫缺陷综合征

★【考点】艾滋病的主要传播途径是性接触直接传播。

# | 第十五章 |

# 月经失调病人的护理

## 第一节　功能失调性子宫出血

【考点 1】无排卵性功血多发生于青春期与绝经过渡期妇女；排卵性功血多发生于生育年龄妇女。

★★【考点 2】无排卵性功血的常见症状是不规则子宫出血。特点是月经周期紊乱，经期长短不一，出血量时多时少。

★【考点 3】黄体功能不足常表现为月经周期缩短；子宫内膜不规则脱落表现为月经周期正常，但经期延长，出血量多。

【考点 4】有排卵者的基础体温曲线呈双相型，无排卵者的基础体温曲线呈单相型。

★【考点 5】无排卵性功血的青春期及生育期病人以止血、调整周期、促排卵为目的。绝经过渡期以止血、调整周期、减少经量、防止子宫内膜病变为主。（2021-A1）

【考点 6】刮宫是立即有效的止血措施。

## 第二节　闭经

【考点 1】原发性闭经：年龄超过 16 岁，第二性征已发育且无月经来潮者，或年龄超过 14 岁，第二性征尚未发育，且无月经来潮者。

★【考点2】继发性闭经：以往曾建立正常月经，而后月经停止6个月以上者，或按自身原来月经周期计算停经3个周期以上者。（2023-A1）

【考点3】继发性闭经以下丘脑闭经最常见。

## 第三节　痛经

★【考点1】原发性痛经的发生主要与月经时子宫内膜释放前列腺素增加有关，主要症状是下腹部疼痛。（2021-A1）

【考点2】痛经病人可腹部热敷，进食热饮，并遵医嘱服用止痛药、镇静药。

## 第四节　绝经综合征

★【考点】绝经综合征的临床表现：月经紊乱（常见）、血管舒缩症状（脸红伴阵发性潮热及出汗等）、心血管疾病、泌尿生殖道症状、骨质疏松（25%的妇女会发生）、皮肤和毛发变化、精神和神经症状。

# 第十六章

# 妊娠滋养细胞疾病病人的护理

**考情分析**：本章重点考查第一、二节内容，主要题型为 A1 型题。其中 2021 年占 2 分。

## 第一节　葡萄胎

【考点 1】葡萄胎是胚胎外层的滋养细胞发生变形，绒毛水肿而形成的水泡状物。

【考点 2】良性葡萄胎病变局限于子宫内，不侵入肌层，也不发生远处转移。

★【考点 3】葡萄胎最常见的症状是阴道流血，多数在停经 8～12 周发生不规则阴道出血。

【考点 4】葡萄胎超声检查可见增大的子宫内充满弥漫分布的光点和小囊样无回声区。

★【考点 5】葡萄胎一经确诊，应立即给予清除。

★★【考点 6】葡萄胎术后应避孕 1 年，至少半年。

## 第二节　侵蚀性葡萄胎

★★【考点 1】侵蚀性葡萄胎的常见症状是阴道出血，最常见的转移部位是肺。

【考点 2】人绒毛膜促性腺激素测定对侵蚀性葡萄胎的诊断有辅助价值。

# 第三节　绒毛膜癌

【考点1】绒毛膜癌最常见的转移部位依次为肺、阴道、脑及肝等。

★【考点2】绒毛膜癌最主要的症状是阴道流血。

【考点3】绒毛膜癌的治疗原则：以化疗为主，手术为辅。

★【考点4】绒毛膜癌阴道转移的病人严禁行阴道冲洗。

【考点5】绒毛膜癌随访：第一次随访在出院后3个月，然后每6个月随访1次至第3年，再每年随访1次至第5年，以后每2年随访1次。

# | 第十七章 |

# 妇科恶性肿瘤化疗病人的护理

**考情分析**：本章主要题型为 A1 型题。其中 2022 年占 1 分。

★【考点1】化疗过程中最常见和最严重的不良反应是造血功能障碍。（2022-A1）

★★【考点2】常见化疗药物的不良反应。

| 药物 | 不良反应 |
|---|---|
| 阿霉素、紫杉醇 | 心功能损伤 |
| 平阳霉素、依托泊苷 | 肺功能损伤 |
| 长春新碱 | 指、趾端麻木 |

【考点3】体重测量的方法：首先核准磅秤，宜在清晨，病人应空腹、排空大小便后，只穿贴身衣裤，不穿鞋，由护士测量，必要时须二人核对。

【考点4】嘱血小板降低病人用软毛刷刷牙，不要使用牙签剔牙，防止牙龈出血。

# | 第十八章 |

# 妇科腹部手术病人的护理

> **考情分析**：本章重点考查第一、五节内容，主要题型为 A1 型题。其中 2021 年占 4 分，2022 年占 6 分，2023 年占 4 分。

## 第一节　妇科腹部手术病人的一般护理

【考点 1】腹部手术的备皮范围是上起剑突下缘，下至两大腿上 1/3，左右到腋中线。

★【考点 2】术前 1 天为病人冲洗阴道两次，第二次冲洗后在宫口及阴道穹窿部涂甲紫，为手术切除宫颈标记之用。

★【考点 3】腹部病人术前禁食 8 h、禁水 4 h。卵巢癌病人肠道准备从术前 3 天开始。

【考点 4】妇科手术前，留置导尿管的主要目的是避免术中伤及膀胱。

【考点 5】腹部手术术后 7 天拆线。

【考点 6】全宫切除术后 3 个月内禁止性生活及盆浴。子宫肌瘤剔除术、卵巢囊肿剔除术及异位妊娠手术后 1 个月内禁止性生活及盆浴。

## 第二节　子宫颈癌

【考点 1】子宫颈癌好发于 30~35 岁和 50~55 岁，呈双峰状。

★【考点 2】子宫颈癌病变多发生在宫颈外口的原始鳞-柱交接部与生理性鳞-柱交接部间所形成的移行带区。

【考点 3】子宫颈癌以鳞癌最常见。（2023-A1）

★★【考点4】子宫颈癌的早期表现为接触性出血，阴道排液为白色或血色，稀薄如水或米泔样，有腥臭；晚期出现腰骶部或坐骨神经疼痛。

★【考点5】宫颈癌普查常用宫颈刮片细胞学检查。

★【考点6】确定宫颈癌最可靠的方法是宫颈和宫颈管活组织检查。

【考点7】子宫颈癌术后随访：出院后 1 个月进行第 1 次随访，以后每 2 个月随访 1 次；第 2 年每 3~6 个月随访 1 次；第 3~5 年每半年随访 1 次；从第 6 年开始，每年随访 1 次。

## 第三节　子宫肌瘤

【考点1】子宫肌瘤好发于育龄妇女，其发生和生长可能与雌激素有关。

★【考点2】根据肌瘤与子宫肌层的关系，子宫肌瘤可分为肌壁间肌瘤、浆膜下肌瘤、黏膜下肌瘤，以肌壁间肌瘤最常见。

★★【考点3】子宫肌瘤的临床表现：月经改变、下腹部肿块、白带增多、腹痛、下腹部坠胀、压迫症状等。

【考点4】子宫肌瘤常用的检查方法是 B 超检查。

【考点5】肌瘤切除术适用于有生育需求的病人；子宫全切术适用于肌瘤较大、无生育要求的病人。（2022-A2）

【考点6】黏膜下肌瘤病人常表现为月经过多，且随着肌瘤增大，经期会延长。（2022-B，2023-A1）

【考点7】浆膜下肌瘤病人可扪及有蒂与子宫相连的质地较硬的球状物。（2022-B）

## 第四节　子宫内膜癌

【考点1】子宫内膜癌以腺癌最常见。

★★【考点2】子宫内膜癌的典型症状是绝经后出现阴道流血。（2023-A1）

【考点3】早期诊断子宫内膜癌最可靠、常用的方法是分段诊断性刮宫。（2023-A1）

【考点 4】子宫内膜癌首选手术治疗。

★【考点 5】随访时间：一般在术后 2~3 年内，每 3 个月随访 1 次；术后 3 年后，每 6 个月 1 次，5 年后每年 1 次。

## 第五节　卵巢肿瘤

【考点 1】卵巢上皮性肿瘤多见于 30~60 岁女性，浆液性囊腺癌是最常见的卵巢恶性肿瘤。

★【考点 2】卵巢生殖细胞肿瘤好发于儿童和青少年，成熟畸胎瘤是最常见的卵巢良性肿瘤。

★【考点 3】妇科常见的急腹症是卵巢蒂扭转，表现为一侧下腹痛加剧，或一侧下腹痛伴恶心、呕吐甚至休克。（2022-A3、A4）

★【考点 4】卵巢恶性肿瘤的治疗原则：以手术为主，放疗、化疗为辅。（2021-A3、A4）

【考点 5】随访时间：手术后 1 年内，每 3 个月随访 1 次；术后 2~5 年，每 4~6 个月随访 1 次；术后 5 年及以上，每年随访 1 次。

【考点 6】手术范围应根据患者年龄、肿瘤情况和生育要求而定，年轻患者出现一侧卵巢肿瘤时，应保留对侧正常卵巢。（2022-A3、A4）

【考点 7】梅格斯综合征见于卵巢纤维瘤。（2022-A1）

## 第六节　子宫内膜异位症

【考点 1】子宫内膜异位症：具有生长功能的子宫内膜组织出现在子宫腔被覆黏膜以外的身体其他部位，最常侵犯的部位是卵巢。

★【考点 2】子宫内膜异位症的典型症状是继发性渐进性痛经。

★【考点 3】子宫内膜异位症囊肿破裂时刺激腹膜可引起恶心、呕吐、肛门坠胀。

【考点 4】目前诊断子宫内膜异位症最有效的方法是腹腔镜。

# | 第十九章 |

# 外阴、阴道手术病人的护理

**考情分析**：本章重点考查第五节内容，主要题型为 A1、B 型题。其中 2023 年占 3 分。

## 第一节　外阴、阴道手术病人的一般护理

★【考点1】外阴手术皮肤准备：术前**每日清洗外阴**，毛发稀少的部位无须常规剃毛，如需备皮，最好**以剪毛代替剃毛**，病人备皮时间离手术时间越近越好。

【考点2】阴道准备：**术前 3 天**行阴道冲洗或擦拭，每天 2 次，常用 0.2% 碘伏等溶液。

【考点3】外阴根治术后的病人应取**平卧位**。

★【考点4】阴道内留置纱条压迫止血，在**术后 12~24 h** 取出。

## 第二节　外阴癌

【考点1】外阴癌的癌灶大多数发生于大阴唇，**外阴瘙痒、局部肿块或溃疡**是外阴癌最常见的症状，肿瘤合并感染或较晚期癌可出现疼痛、渗液、出血。

【考点2】外阴癌早期起病时表皮出现突起小结、肿块或局部变白，呈**菜花状**。

★★【考点3】手术后注意观察伤口有无**渗血**，皮肤有无**红、肿、热、痛**，以及皮肤湿度、温度、颜色等移植皮瓣的愈合情况。一般 5~7 天后拔除

导尿管。

## 第三节　外阴、阴道创伤

【考点1】导致外阴、阴道创伤的主要原因是分娩。

★【考点2】外阴、阴道创伤的主要症状是疼痛。

【考点3】形成外阴血肿时，可见外阴部有紫蓝色块状物突起。

【考点4】保守治疗病人可在 24 h 内冷敷，24 h 以后行热敷或外阴部烤灯。

## 第四节　先天性无阴道

【考点1】Ⅰ型阴道闭锁病人及时行阴道闭锁段切开引流；Ⅱ型阴道闭锁病人，若不能保留子宫，可先行全子宫切除。

★【考点2】人工阴道成形术后 7~10 天拆线，更换硬模具。

## 第五节　子宫脱垂

★【考点1】子宫脱垂的病因：分娩损伤、盆底组织发育不良或退行性变、腹腔内压力增加等。（2023-A3、A4）

★★【考点2】子宫脱垂分度。（2023-A3、A4）

Ⅰ度轻型：宫颈外口距处女膜缘<4 cm，未达处女膜缘。

Ⅰ度重型：宫颈已达处女膜缘，阴道口可见子宫颈。

Ⅱ度轻型：宫颈脱出阴道口，宫体仍在阴道内。

Ⅱ度重型：部分宫体脱出阴道口。

Ⅲ度：子宫颈及子宫体全部脱出阴道口外。

【考点3】保守治疗无效，子宫脱垂Ⅱ度、Ⅲ度，合并直肠阴道膨出者，首选手术治疗。出院后 1 个月、3 个月时进行复查。（2023-A3、A4）

★【考点4】子宫托应每日早上放入阴道，睡前取出消毒后备用。

## 第六节　尿瘘

【考点1】尿瘘以膀胱阴道瘘最多见，以产伤和妇科手术损伤为主。

★【考点2】尿瘘的临床表现：漏尿、外阴瘙痒和疼痛、尿路感染。

【考点3】输尿管阴道瘘确诊首选靛胭脂试验。

【考点4】对于膀胱阴道瘘病人，尿管或耻骨上膀胱造瘘要保留 7 ~ 14 天。

| 第二十章 |

# 不孕症妇女的护理

考情分析：本章主要题型为 A1、A2 型题。其中 2021 年占 1 分，2022 年占 2 分。

★【考点 1】不孕症：女性无避孕性生活至少 12 个月而未受孕。

【考点 2】丈夫精液人工授精（AIH）适用于男方性功能障碍和女方宫颈管狭窄、宫颈黏液异常、抗精子抗体阳性等。供精者精液人工授精（AID）适用于男方无精症、不良遗传基因携带者。（2022–A2）

【考点 3】体外受精及胚胎移植（IVF-ET）又称试管婴儿。

★【考点 4】卵巢过度刺激综合征（OHSS）。①轻度：下腹部不适，卵巢增大。②中度：明显下腹部胀痛，明显腹水，双侧卵巢明显增大。③重度：腹胀痛加剧，腹水明显增多。（2022–A1）

# │ 第二十一章 │

## 计划生育妇女的护理

考情分析：本章重点考查第二、三节内容，主要题型为 A1、A2、B 型题。其中 2021 年占 3 分，2022 年占 6 分，2023 年占 3 分。

## 第一节　计划生育妇女的一般护理

★【考点】哺乳期及 45 岁以上的妇女禁用避孕药物。哺乳期宜选男用避孕套。

## 第二节　避孕方法及护理

★★【考点 1】宫内节育器的放置时间：月经干净后 3~7 天；产后 42 天恶露已净，会阴伤口愈合，子宫恢复正常，剖宫产后半年；人工流产术后；哺乳期排除早孕者；性交 5 日内放置为紧急避孕方法之一；含孕激素宫内节育器在月经 4~7 日放置；中期妊娠引产术后 24 小时内或清宫术后（子宫收缩不良、出血多及感染者除外）。术后休息 3 天，1 周内避免重体力劳动，2 周内禁性生活及盆浴。（2022-A2，2023-A2）

【考点 2】宫内节育器的取器时间：①月经干净后 3~7 天；②子宫不规则出血或出血多者随时取出；③带器早期妊娠者于人工流产时取出；④带器异位妊娠于术前行诊断性刮宫时或术后出院前取出。

★【考点 3】宫内节育器放置后出血常发生在放置后 1 年内，最初 3 个月内尤甚。表现为月经过多、经期延长或周期中点滴出血。

【考点 4】宫内节育器的并发症：感染、节育器嵌顿、IUD 异位、IUD 下移或脱落、带器妊娠。

【考点 5】确诊带器妊娠时，应行人工流产终止妊娠。

【考点 6】女用避孕药主要是人工合成的甾体激素避孕药。①复方短效避孕药：不良反应有类早孕反应、月经过少或停经、色素沉着、体重增加。②长效口服避孕药。③长效避孕针。

★【考点 7】安全期：排卵前后 4~5 天为易孕期，其他时间不易受孕。

【考点 8】短效口服避孕药的作用机制：①抑制排卵；②改变宫颈黏液性状；③改变子宫内膜形态与功能。（2022-A3、A4）

【考点 9】短效避孕药的用法：自月经周期第 5 天起，每晚 1 片，连续服用 22 天，若漏服必于次晨补服 1 片。（2022-A3、A4）

【考点 10】口服短效避孕药时，若停药 7 天无阴道出血，可于当晚开始第 2 周期用药。若再次无出血，宜停药并检查原因予以治疗。（2022-A3、A4）

【考点 11】育龄妇女自愿要求放置且无禁忌证者均可放置宫内节育器。（2023-A2）

## 第三节　终止妊娠方法及护理

★【考点 1】负压吸引术适用于妊娠 10 周以内；钳刮术适用于妊娠 10~14 周。（2022-A2）

【考点 2】人工流产后常见的并发症是吸宫不全。

★★【考点 3】人工流产综合反应：术时或术后出现心动过缓、心律不齐、血压下降、面色苍白、出汗、胸闷甚至发生昏厥和抽搐。出现症状时，应立即停止手术，给予吸氧，一般能自行恢复。严重者可遵医嘱静脉注射阿托品 0.5~1 mg。（2021-A2）

★【考点 4】人工流产术后 1 个月禁止盆浴、性生活。吸宫术后休息 3 周，钳刮术后休息 4 周。

【考点 5】药物流产适用于妊娠 7 周内者，常用米非司酮。（2023-A2）

【考点 6】中期妊娠引产术常用于妊娠 ≥14 周至 <28 周，主要有依沙吖

啶引产和水囊引产。依沙吖啶引产术后6周内禁止性生活及盆浴。

## 第四节　女性绝育方法及护理

【考点】经腹输卵管结扎术的手术时间首选月经结束后3~4天。

# | 第二十二章 |

## 妇女保健

> **考情分析**：本章主要题型为 A1 型题。

★【考点 1】定期对育龄妇女进行妇女常见病及良恶性肿瘤的普查普治工作，每 1~2 年普查 1 次，中老年妇女以防癌为重点。

【考点 2】妊娠满 7 个月后不得安排夜班劳动。

【考点 3】女职工产假为 98 天，多胎生育的每多生一个婴儿增加产假 15 天。

【考点 4】哺乳期的时间为 1 年，每班工作应给予两次授乳时间，每次授乳时间为 30 min（单胎）；有未满 1 周岁婴儿的女职工，不得安排夜班及加班。

| 第二十三章 |

# 妇产科常用护理技术

考情分析：本章主要题型为 B 型题。其中 2022 年占 1 分。

【考点 1】会阴擦洗适用于长期卧床、妇科腹部手术留置导尿管的病人；会阴、阴道手术后；产后会阴裂伤或会阴切开行缝合术后；急性外阴炎。

★【考点 2】擦洗的顺序：第一遍自上而下，由外向内；第二遍则以伤口为中心，由内向外，自上而下；最后擦洗肛门及肛门周围。

★【考点 3】滴虫性阴道炎病人应用酸性溶液灌洗；假丝酵母菌性阴道炎病人应用碱性溶液灌洗。（2022-A1）

【考点 4】阴道灌洗取截石位，溶液温度为 41～43℃，灌洗筒与床沿的距离不超过 70 cm。

★★【考点 5】会阴热敷一般选用 50% 硫酸镁溶液，温度一般为 41～46℃。

【考点 6】月经期或阴道出血者应停止阴道上药，避免引起逆行感染。

| 第二十四章 |

# 妇产科诊疗及手术病人护理

> **考情分析**：本章重点考查第三节内容，主要题型为 A2、A3、A4 型题。其中 2021 年占 1 分，2022 年占 2 分。

## 第一节　阴道及宫颈细胞学检查

★【考点】TBS 分类法：①良性细胞学改变；②鳞状上皮细胞异常；③腺上皮细胞异常；④其他恶性肿瘤细胞。

## 第二节　宫颈活体组织检查

★【考点1】宫颈活体组织检查适用于有接触性阴道出血或绝经后出血者。

【考点2】宫颈切除术后保持导尿管 24 h 开放，避免性生活和盆浴 1 个月。（2022-A1）

## 第三节　诊断性刮宫术

【考点1】刮宫不仅能协助诊断，还有止血的效果。

★【考点2】因不孕而进行刮宫者，应选择月经前或月经来潮 12 h 内进行。术前 5 天禁止性生活。

【考点3】刮宫后禁止性生活和盆浴 2 周，1 周后复查。

【考点4】诊断性刮宫的适应证：①异常子宫出血或阴道排液，需进一步诊断者；②疑有子宫内膜结核者；③宫腔内残留组织、反复大量异常子宫出血者；④排卵障碍性异常子宫出血、闭经、不孕者。（2022-A1）

## 第四节　输卵管畅通术

★【考点 1】输卵管通畅术一般选在月经干净后 3~7 天进行。

【考点 2】输卵管通畅术后 2 周内禁止性生活和盆浴。

## 第五节　会阴切开术

【考点 1】会阴切开术后 3 日内每天冲洗外阴 2 次，嘱产妇健侧卧位。

【考点 2】会阴伤口术后 3~5 日拆线。

## 第六节　剖宫产术

【考点 1】术后 24 h 内应密切观察子宫收缩及阴道流血情况，流血多者应遵医嘱给予子宫收缩剂。

★【考点 2】剖宫产术后 24 h 拔除导尿管后早下床活动，并鼓励产妇术后做深呼吸。

【考点 3】术后 6 周内禁止性生活，术后 42 日复查。

做题是巩固知识的必要环节，能有效提升通过率。

易哈佛 CEO：小麦

微信扫描二维码
进入 VIP 题库做题

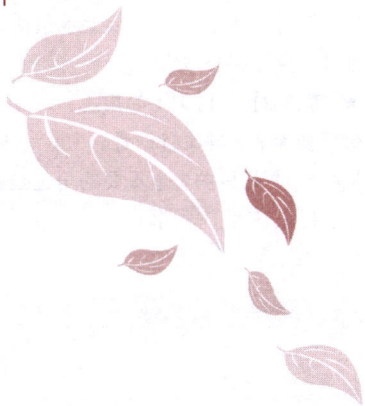

## 第四篇

儿科护理学

# | 第一章 |

# 绪论

考情分析：本章主要题型为 A1 型题。

【考点1】儿科护士的素质要求包括思想道德素质、科学文化素质、专业素质、身体和心理素质。

★【考点2】儿科护士的角色：专业照护者、护理计划者、健康教育者、健康协调者、健康咨询者、儿童及其家庭代言人、护理研究者。

【考点3】儿科护士最重要的角色是在帮助小儿保持或恢复健康的过程中，提供各种护理照顾。

# | 第二章 |

# 生长发育

考情分析：本章重点考查第二节内容，主要题型为 A1、B 型题。其中 2021 年占 3 分，2022 年占 5 分，2023 年占 5 分。

## 第一节　小儿生长发育及其影响因素

★【考点 1】新生儿期：自胎儿娩出脐带结扎起至生后 28 天止。出生不满 7 天的阶段称新生儿早期。胎龄满 28 周(体重≥1000 g)至出生后足 7 天称围生期，此期病死率最高。

【考点 2】婴儿期：出生后到满 1 周岁之前。小儿出生后生长发育最迅速的时期，易发生消化紊乱和营养不良。

★★【考点 3】生长发育的规律。(2023-A1、A2)

1. 生长发育的连续性和阶段性：婴儿期及青春期为生长高峰。

2. 各系统器官发育的不平衡性：神经系统发育较早，生殖系统发育较晚。

3. 生长发育的顺序性：由上到下、由近到远、由粗到细、由低级到高级、由简单到复杂。

4. 生长发育的个体差异性。

【考点 4】幼儿期是满 1 周岁到 3 周岁之前。(2023-A1)

## 第二节　小儿体格生长及评价

【考点 1】体重是反映小儿营养状况的敏感指标。3 个月时体重约为出生时的 2 倍，1 岁时体重为出生时的 3 倍，2 岁时体重约为出生时的 4 倍。(2022-A1)

★【考点2】体重计算公式。

出生：体重(kg)= 3.25。

3~12 月龄：体重(kg)=[年龄(月)+9]/2。

1~6 岁：体重(kg)=年龄(岁)×2+8。

7~12 岁：体重(kg)=[年龄(岁)×7-5]/2。

【考点3】身长(高)是反映骨骼发育的重要指标。新生儿出生时身长(高)平均为 50 cm，1 岁时身长(高)为 75 cm，2 岁时身长(高)为 87 cm。(2023-A2)

★★【考点4】2~6 岁身长(高)的计算公式：身长(高)(cm)= 年龄×7+75。(2021-A1，2022-A1)

★【考点5】头围出生时为 34~35 cm，1 岁时为 45~47 cm。较小的头围常提示脑发育不良；头围增长过快则提示脑积水。

【考点6】胸围：沿乳头下缘经肩胛骨角下绕胸一周的长度。1 岁时头围、胸围相等。

【考点7】乳牙共 20 个，恒牙共 32 个。生后 4~10 个月乳牙开始萌出，最晚 3 岁出齐，2 岁以内乳牙的数目为月龄减 4~6。6 岁左右开始萌出第 1 颗恒牙。(2022-A1)

【考点8】测量上臂围以评估营养状况的标准：上臂围>13.5cm 为营养良好；12.5~13.5cm 为营养中等；<12.5cm 为营养不良。(2022-A1)

## 第三节　小儿神经、心理行为发展及评价

【考点1】胎儿时期神经系统发育最早，尤其是脑的发育最为迅速。出生时脑重约 390 g，7 岁时接近成人脑重。

【考点2】吸吮、握持、拥抱等反射会随年龄增长而消失。

★【考点3】小儿 3~4 个月可转向声源，1 岁能听懂自己名字。

★★★【考点4】小儿运动功能发育：三抬四翻六会坐，七滚八爬周会走。

【考点5】小儿 3~4 个月握持反射消失。(2023-A1)

★【考点6】小儿 7~8 个月能发"爸爸""妈妈"等复音；10 个月左右能有意识地叫"爸爸""妈妈"。

| 第三章 |

# 小儿保健

> **考情分析**：本章重点考查第二节内容，主要题型为 A1 型题。其中 2021 年占 2 分，2022 年占 4 分，2023 年占 3 分。

## 第一节　不同年龄期小儿保健的特点

【考点 1】新生儿保健的重点应放在生后 1 周内。

★【考点 2】小儿性格形成的关键时期是学龄前期。

## 第二节　预防接种

★★【考点 1】疫苗接种口诀：出生卡介和乙肝，二月脊灰三联三，八月麻疹乙脑乱，甲肝疫苗在岁半。

★【考点 2】卡介苗接种：皮内注射。乙肝疫苗接种：肌内注射。百白破接种：肌内注射。（2022-A1、2023-A1）

★【考点 3】疫苗接种的局部反应：表现为接种后数小时到 24 h，注射部位出现红、肿、热、痛。红晕直径在 2.5 cm 以下为弱反应，2.6~5 cm 为中等反应，5 cm 以上为强反应。（2022-A1，2023-A1）

★【考点 4】疫苗接种的全身反应：体温 37.5℃ 左右为弱反应，37.5~38.5℃ 为中等反应，38.6℃ 以上为强反应。

★★【考点 5】疫苗接种出现过敏性休克，应使患儿平卧，头稍低，立即肌内注射 1：1000 肾上腺素 0.5~1 mL，必要时可重复注射。

【考点 6】疫苗接种可出现过敏性皮疹，以荨麻疹最为常见。

| 第四章 |

# 小儿营养与喂养

**考情分析**：本章主要题型为 A1 型题。其中 2021 年占 2 分，2022 年占 3 分，2023 年占 2 分。

【考点 1】婴幼儿时期，基础代谢的能量需要占总能量的 50%～60%。

★【考点 2】小于 6 月龄婴儿能量平均需要量为 90 kcal/（kg · d）①；7～12 月龄为 80 kcal/（kg · d），每日需水 110～155 mL/（kg · d）。

【考点 3】蛋白质提供的能量占每日总能量的 8%～15%；脂肪提供的能量约占每日总能量的 45%，随年龄增长，其比例逐渐下降，但仍应占总能量的 25%～30%；碳水化合物提供的能量占每日总能量的 55%～65%。

★【考点 4】初乳中含 SIgA，能有效抵抗病原微生物的侵袭。

【考点 5】哺乳时母亲宜取坐位，婴儿口含住乳头及大部分乳晕而不致堵鼻，每次尽量使一侧乳房排空后再喂另一侧，喂后将婴儿抱直，然后保持右侧卧位，以防呕吐。（2023-A2）

★★【考点 6】小儿 4～6 个月可添加泥状食物，如蛋黄、菜泥；7～9 个月可添加末状食物，如粥、烂面；10～12 个月可添加碎食物。（2022-A3、A4）

【考点 7】小儿辅食添加原则：循序渐进，适应一种食品后再增加一种，从少到多，从细到粗，从稀到稠，逐步过渡到固体食物。（2022-A1）

【考点 8】母乳中钙、磷比例合理，吸收率较高。（2022-A1）

---

① 1 kcal≈4.184 kJ。

| 第五章 |

# 小儿心理、用药护理及护理技术

**考情分析**：本章重点考查第二节内容，主要题型为 A1 型题。其中 2023 年占 2 分。

## 第一节　住院患儿的心理护理

★【考点 1】皮亚杰的认知发展理论。

1. 运筹前期(2~7 岁)：患儿认为生病是外来的，与自己无关的现象。他们无法从中找出发病的原因。

2. 具体运筹期(7~11 岁)：儿童认为生病是外来的，不能区分病因及致病原，认为道德行为与病因有关。

3. 形式运筹期(11 岁~成人)：儿童认为疾病与器官的功能不良有关，并且注意到每个人的疾病的不同性。他们认识到心理及态度对疾病发展、疾病恢复有影响。

【考点 2】6 个月至 1 岁的患儿以哭闹表示与亲人分离的痛苦。

【考点 3】幼儿住院表现为 3 个阶段：反抗；失望，易出现退行性行为；否认，克制自己的情感。

## 第二节　小儿用药的护理

【考点 1】氯霉素可抑制造血功能，链霉素可损害听神经。

【考点 2】婴儿期发热时，应多采用物理降温措施，而不宜过早、过多地应用退热药物。

【考点3】小儿腹泻时，多采用口服或静脉滴注的给药方法补充液体，同时加用活菌制剂，不将止泻药作为首选治疗方法。

★【考点4】药物剂量的计算。

1. 按体重计算是最基本的计算法：每日（次）剂量 = 小儿体重（kg）×每日（次）每千克体重所需药量。

2. 按体表面积计算：每日（次）剂量 = 小儿体表面积（㎡）×每日（次）每平方米体表面积所需药量。

3. 按年龄计算：1 岁以内小儿用药量 = 0.01×（月龄+3）×成人剂量；1 岁以上小儿用药量 = 0.05×（月龄+2）×成人剂量。

【考点5】小儿给药一般采用口服法。

★★【考点6】肌内注射一般选择臀大肌外上方，对不合作、哭闹挣扎的婴幼儿，可采取"三快"的特殊注射技术，即进针、注药及拔针均要快。

## 第三节　儿科护理技术操作

★【考点1】经外周静脉置入中心静脉导管（PICC）首选贵要静脉，穿刺点选择在肘下 2 横指处。穿刺消毒范围为穿刺点上下 10 cm，两侧至臂缘，进针角度为 20°~30°。

【考点2】PICC 置入后第 2 日更换敷料，以后根据敷料和伤口情况决定更换频次。（2023-A1）

【考点3】早期血栓的表现是周长增加 2 cm。

【考点4】光照疗法前须进行皮肤清洁，禁忌涂粉或油类。

★★【考点5】光照疗法调节床内温度至 30~32℃（早产儿或极低体重儿 32~36℃），湿度保持 55%~65%。灯管与患儿的距离为 30~50 cm。

★【考点6】血清胆红素<171 μmol/L（10 mg/dL），可停止照射。

★【考点7】光疗最常见的不良反应是发热。

【考点8】光疗时应用遮光眼罩保护双眼，用尿布遮盖生殖器。

【考点9】光照疗法可降低血清胆红素浓度，用于治疗新生儿高胆红素血症。（2023-A1）

| 第六章 |

# 新生儿和患病新生儿的护理

> 考情分析：本章重点考查第四、七节内容，主要题型为 A1、A3、A4 型题。其中 2021 年占 11 分，2022 年占 5 分，2023 年占 7 分。

## 第一节　概述

★★【考点1】足月儿指胎龄满 37 周至未满 42 周的新生儿。

★【考点2】低出生体重儿指出生 1 h 内出生体重不足 2500 g 的新生儿，常见于早产儿和小于胎龄儿。其中，出生体重低于 1500 g 者称极低出生体重儿，出生体重低于 1000 g 者称超低出生体重儿。

★【考点3】巨大儿指出生体重大于 4000 g 者。（2021–A1）

## 第二节　足月新生儿的特点及护理

★【考点1】正常足月新生儿是指胎龄满 37~42 周出生，体重为 2500~4000 g，身长在 47 cm 以上，无任何畸形和疾病的活产新生儿。

【考点2】新生儿产热主要靠棕色脂肪的代谢。

★【考点3】新生儿呼吸浅快，约为 40 次/min。新生儿主要靠膈肌运动，呈腹式呼吸。

【考点4】新生儿心率波动较大（90~160 次/min），血压平均为 70/50 mmHg。

【考点5】新生儿生后 24 h 内开始排出黑绿色胎粪，2~3 天排完，粪便转为黄绿色。如 24 h 未排胎粪者应检查是否有消化道畸形。

★★【考点6】新生儿4~6天中性粒细胞与淋巴细胞相近。

【考点7】IgA 和 IgM 不能通过胎盘，IgG 能够通过胎盘。

★【考点8】正常足月儿常见的几种特殊生理状态：①生理性体重下降；②生理性黄疸；③生理性乳腺肿大；④口腔内改变，"马牙"和"螳螂嘴"；⑤假月经；⑥粟粒疹。新生儿生理现象多为正常现象，无须处理。

## 第三节　早产儿的特点及护理

【考点1】呼吸暂停是指呼吸停止 15~20 s 甚至 20 s 以上，或虽不到15 s，但心率减慢<100 次/min，并出现发绀及肌张力减低。

★【考点2】早产儿室内温度应保持在 24~26℃，相对湿度为55%~65%。

★★【考点3】早产儿出生后应及时补充维生素 K，预防出血症。

## 第四节　新生儿窒息

【考点1】临床上根据生后 1 min 的 Apgar 评分，将窒息分为轻、重两度，0~3 分为重度，4~7 分为轻度。

★★【考点2】Apgar 评分标准。

| 评分/分 | 皮肤颜色 | 心率(次/min) | 呼吸 | 弹足底或插管反应 | 肌张力 |
|---|---|---|---|---|---|
| 2 | 全身红 | >100 | 正常，哭声响 | 哭，打喷嚏 | 四肢活动 |
| 1 | 四肢青紫 | <100 | 慢，不规则 | 皱眉 | 四肢略屈曲 |
| 0 | 青紫或苍白 | 无 | 无 | 无反应 | 松弛 |

★★【考点3】新生儿窒息复苏步骤。（2023-A3、A4）

1. 保持呼吸道通畅(A)：患儿仰卧，颈部仰伸，迅速清除呼吸道分泌物。

2. 建立呼吸(B)：如无自主呼吸、心率<100 次/min 者，应立即用复苏器加压给氧，通气频率为40~60 次/min。

3.建立有效循环(C)：胸外按压心脏，一般采用双拇指(环抱法)或双指法，操作者双拇指并排或重叠于患儿胸骨体下 1/3，按压频率为90 次/min，按压深度为胸廓前后径的 1/3。

4.药物治疗(D)：首选脐静脉，可给予静脉、气管内注入 1∶10000 肾上腺素液。

5.评价(E)：30 s 重新评估心率，如心率仍<60 次/min，除继续胸外按压外，考虑使用肾上腺素。

## 第五节　新生儿缺血缺氧性脑病

【考点1】新生儿缺血缺氧性脑病的主要表现为意识改变及肌张力变化。

★★【考点 2】新生儿缺血缺氧性脑病控制惊厥首选苯巴比妥。(2023−A1)

★【考点3】亚低温治疗结束后，复温宜缓慢，时间>5 h，体温上升速度≤0.5℃/h，须持续监测肛温。

## 第六节　新生儿颅内出血

★【考点 1】新生儿颅内出血的主要原因是缺氧或产伤。

★【考点 2】产伤性颅内出血最常见的类型是硬膜下出血。

【考点3】脑室周围−脑室内出血的首选检查是头颅 B 超。

## 第七节　新生儿黄疸

★★【考点 1】病理性黄疸的特点。①黄疸出现过早(24 h 内)；②黄疸程度重：足月儿血清胆红素>205.2 μmol/L(12 mg/dL)；③黄疸进展快：血清胆红素迅速增高，每日上升>85.5 μmol/L(5 mg/dL)；④黄疸持续时间过长或黄疸退而复现：足月儿>2 周，早产儿>4 周；⑤血清结合胆红素>34.2 μmol/L(2 mg/dL)。(2022−A2)

【考点2】血清胆红素>342 μmol/L(20 mg/dL)可引起胆红素脑病。

【考点 3】新生儿肝炎以巨细胞病毒、乙型肝炎病毒常见。

【考点4】母乳性黄疸：一般在母乳喂养后 4~5 天出现黄疸，持续升高，2~3 周达高峰，1~3 个月逐渐消退。

## 第八节　新生儿肺透明膜病

★★【考点1】新生儿肺透明膜病是由于缺乏肺泡表面活性物质。肺泡表面活性物质在胎龄 18~20 周出现，35 周后迅速增加。（2021-A1，2023-A1）

★【考点2】新生儿肺透明膜病的主要特征是呼吸窘迫呈进行性加重。出生后 24 h 胸部 X 线检查的特征表现：毛玻璃样改变。

【考点3】新生儿肺透明膜病应尽早使用持续正压呼吸用氧。

【考点4】若气管内滴入表面活性物质，6 h 内禁止呼吸道内吸引。

## 第九节　新生儿肺炎

★【考点1】吸入性肺炎：胎粪吸入性肺炎的病死率最高。

【考点2】感染性肺炎抗生素选择：肺炎链球菌、B 族 β 溶血性链球菌肺炎可选用青霉素；金黄色葡萄球菌肺炎可选用头孢菌素；呼吸道合胞病毒肺炎可选用利巴韦林；衣原体肺炎可选用红霉素。

## 第十节　新生儿败血症

★★【考点】新生儿败血症致病菌以葡萄球菌常见。出生后 7 天内出现症状者称为早发型败血症；7 天后出现者称为迟发型败血症。（2021-A1，2022-A3、A4）

## 第十一节　新生儿寒冷损伤综合征

【考点1】新生儿冷伤的致病因素：寒冷、早产、低体重、感染和窒息。

★★【考点2】硬肿发生顺序：小腿—大腿外侧—下肢—臀部—面颊—上肢—全身。硬肿可分为轻、中、重 3 度，常与硬肿发生的范围有关：轻度<20%；中度 20%~50%；重度>50%。

★【考点3】新生儿冷伤的复温原则是循序渐进，逐步复温。（2023-A1）

★【考点4】肛温>30℃，腋-肛温差为正值的轻、中度硬肿患儿可放入30℃暖箱中，6~12 h 恢复正常体温；肛温<30℃，腋-肛温差为负值的重度硬肿患儿，先将其置于比肛温高1~2℃的暖箱中，并逐步提高暖箱的温度，每小时升高 1~1.5℃，于 12~24 h 恢复正常体温。

【考点5】早产儿寒冷损伤综合征的主要原因是早产儿棕色脂肪储存不足，感染、酸中毒及缺氧时产热不足。（2022-A1）

## 第十二节　新生儿破伤风

★【考点1】新生儿破伤风的主要致病菌是破伤风梭状杆菌，主要侵入部位是脐部。

★★【考点2】破伤风的主要特征是苦笑面容。

★【考点3】脐部处理：用消毒剪刀剪去残留脐带的远端并重新结扎，近端用 3%过氧化氢溶液清洗局部后，涂以 2%碘酊溶液。

## 第十三节　新生儿胃-食管反流

★【考点1】新生儿胃-食管反流最常见的症状是反复呕吐。

【考点2】轻症患儿进食时或进食后 1 h 予以保持直立位或取 50°仰卧位；严重者 24 h 予以体位治疗，即床头抬高30°，患儿头侧向一侧。

【考点3】胃管喂养：①间歇胃管喂养，每隔1~2 h 胃管喂养 1 次；②持续胃管喂养，一般4 h 的奶量在 3 h 内推注完成后休息 1 h。对于反复出现呼吸暂停的早产儿不主张采用胃管法。

## 第十四节　新生儿低血糖

★【考点1】全血血糖<2.2 mmol/L（40 mg/dL）可诊断为新生儿低血糖。

【考点2】无症状低血糖可给予进食葡萄糖，如无效改为静脉输注葡萄糖。有症状低血糖应静脉输注葡萄糖。

# 第七章

## 营养性疾病患儿的护理

考情分析：本章重点考查第三节内容，主要题型为 A1、A3、A4 型题。其中 2021 年占 3 分，2022 年占 4 分，2023 年占 4 分。

### 第一节　营养不良

【考点 1】营养不良症多见于 3 岁以下的婴幼儿。（2021–A1）

★【考点 2】皮下脂肪消耗顺序依次为腹部、躯干、臀部、四肢、面部。

★★★【考点 3】婴幼儿不同程度营养不良的特点。

| 营养不良的程度 | Ⅰ度(轻) | Ⅱ度(中) | Ⅲ度(重) |
| --- | --- | --- | --- |
| 实际体重占理想体重的百分比 | 80%~89% | 70%~79% | <70% |
| 腹部皮下脂肪厚度 | 0.8~0.4 cm | <0.4 cm | 消失 |
| 身长(高) | 正常 | 低于正常 | 明显低于正常 |
| 消瘦 | 不明显 | 明显 | 皮包骨样 |
| 皮肤 | 干燥 | 干燥、苍白 | 苍白、干皱 |
| 肌张力 | 正常 | 明显降低、肌肉松弛 | 肌张力低下、肌肉萎缩 |
| 精神状态 | 正常 | 烦躁不安 | 萎靡、反应低下 |

★【考点 4】小儿营养不良的饮食原则为循序渐进，逐渐补充。蛋白质摄入量从每日 1.5~2.0 g/kg 开始，逐步增加到每日 3.0~4.5 g/kg。

## 第二节　儿童单纯性肥胖

★★【考点1】体重超过均值20%以上者为肥胖。儿童肥胖分3度：20%~29%者为轻度；30%~49%者为中度；超过50%为重度。

【考点2】肥胖患儿多采用低脂、低糖和高蛋白食谱，蛋白质供能占30%~35%，脂肪供能占20%~25%，糖类供能占40%~45%。

## 第三节　营养性维生素D缺乏性佝偻病

★★【考点1】维生素D缺乏性佝偻病的初期表现为易激惹、枕秃；激期表现为方颅、肋骨串珠、郝氏沟、鸡胸、佝偻病手镯等。（2023-A3、A4）

★【考点2】维生素D缺乏性佝偻病活动期给予维生素D制剂。口服法：每日50~100 μg（2000~4000 IU），4周后改为预防量，每日400~800 IU。注射法：一次肌内注射维生素$D_3$ 15万~30万 IU，1~3个月后改为口服法的预防量。（2023-A3、A4）

★【考点3】新生儿出生2周后每日给予维生素D 400~800 IU。

【考点4】对维生素D缺乏性佝偻病患儿的护理操作需要轻柔，避免重压和强力牵拉。（2023-A3、A4）

## 第四节　维生素D缺乏性手足搐搦症

★【考点1】引起惊厥、喉痉挛、手足抽搐的直接原因是血清离子钙降低。（2022-A2）

★★【考点2】维生素D缺乏性手足搐搦症使用钙剂治疗，常用10%葡萄糖酸钙溶液5~10 mL静脉推注（10 min以上）或静脉滴注。

【考点3】维生素缺乏性手足搐搦症典型的临床表现为手足抽搐、惊厥、喉痉挛发作，常伴有佝偻病症状。（2022-A2）

【考点4】维生素D缺乏性手足搐搦症患儿惊厥发作时先止惊，再补钙，最后补维生素D。（2023-A2）

## 第五节　锌缺乏症

★【考点1】锌缺乏症：10 岁以下的儿童血清锌的下限为 65 μg/dL。

【考点2】锌缺乏症的治疗：改善饮食结构，如多食动物肝、鱼等，补充锌制剂。

| 第八章 |

## 消化系统疾病患儿的护理

**考情分析**：本章重点考查第二、六节内容，主要题型为 A3、A4 型题。其中 2022 年占 3 分，2023 年占 1 分。

### 第一节　小儿消化系统解剖生理特点

★【考点 1】新生儿唾液腺发育不成熟，3~4 个月时唾液分泌逐渐增多，5~6 个月时更为显著，常出现生理性流涎。

【考点 2】新生儿胃容量为 30~60 mL。

★★【考点 3】小儿肠道菌群：母乳喂养儿以双歧杆菌为主，人工喂养儿则以大肠埃希菌为主。

【考点 4】婴幼儿在右肋缘下 1~2 cm 易触及肝，6~7 岁后肋缘下不能触及肝。

【考点 5】生理性腹泻：平时大便一直为每日 4~6 次，小儿一般情况良好，无其他不适，体重增长。

### 第二节　小儿腹泻

【考点 1】肠道内感染以轮状病毒和致病性大肠埃希菌常见。

【考点 2】根据病程可分为急性腹泻(病程在 2 周以内)、迁延性腹泻(病程为 2 周至 2 个月)和慢性腹泻(病程在 2 个月以上)。

【考点 3】小儿腹泻水、电解质和酸碱平衡紊乱的表现有脱水(以等渗性脱水多见)、代谢性酸中毒、低钾血症等。(2022-A1)

★【考点4】轮状病毒肠炎以秋冬季流行，大便多呈黄色水样或蛋花汤样。

【考点5】大肠埃希菌肠炎大便呈蛋花汤样或水样，侵袭性大肠埃希菌肠炎可排出痢疾样黏液脓血便。

【考点6】微生态疗法首选双歧杆菌制剂。

★【考点7】小儿呕吐严重者暂禁食4~6 h(不禁水)，好转后尽早恢复喂养，以避免发生酸中毒。母乳喂养者应继续母乳喂养，暂停辅食。

★★【考点8】口服补液盐(ORS)适用于轻、中度脱水而无严重呕吐者。累积损失量按轻度脱水 50~80 mL/kg、中度脱水 80~100 mL/kg 喂服，于8~12 h 将累积损失量补足。

【考点9】生理性腹泻多见于6个月以内的婴儿，常见湿疹，外观虚胖。(2022-A1)

## 第三节　急性坏死性小肠结肠炎

【考点1】急性坏死性小肠结肠炎病变以空肠为主，常以急性腹痛起病，疼痛位于脐周或上腹部。

★【考点2】急性坏死性小肠结肠炎腹泻开始为水样或黏液稀便，继而出现赤豆汤样血水便或红色果酱样便。

【考点3】急性坏死性小肠结肠炎取侧卧位或半卧位，一般不宜使用止痛剂。

## 第四节　肠套叠

【考点1】肠套叠以 1 岁以内健康肥胖男婴多见，春秋季多见。多为原发性。

★【考点2】肠套叠最早的症状是腹痛，特征是便血，呈黏液果酱样血便。

★【考点3】肠套叠可在上腹部或右上腹部触及腊肠样肿块。首选空气灌肠。

## 第五节　先天性巨结肠

【考点1】先天性巨结肠是**多基因遗传**和环境因素共同作用的结果。

★【考点2】先天性巨结肠腹胀明显，可见**肠型和蠕动波**，触及充满粪块和粪石的**结肠袢**。

【考点3】肛管内有血液或液体只进不出时，应高度怀疑是否有**穿孔**。

## 第六节　小儿液体疗法及护理

【考点1】维持细胞内液渗透压的主要离子是 $K^+$。

【考点2】小儿轻度脱水指失水占体重 5% 以下，即 **30~50 mL/kg**；中度脱水指失水占体重 5%~10%，即 **50~100 mL/kg**；重度脱水指失水占体重 10% 以上，即 **100~120 mL/kg**。

★【考点3】脱水的分度。

| 项目 | 轻度 | 中度 | 重度 |
|---|---|---|---|
| 精神 | 稍差 | 萎靡、烦躁 | 表情淡漠、昏睡或昏迷 |
| 前囟、眼窝 | 稍凹陷 | 明显凹陷 | 深陷 |
| 皮肤 | 干、弹性可 | 干、弹性差 | 干、弹性极差 |
| 尿量 | 稍减少 | 明显减少 | 极少或无 |
| 末梢血液循环 | 正常 | 四肢稍凉 | 四肢厥冷 |

★★【考点4】不同性质脱水的临床特点。

| 项目 | 低渗性 | 等渗性 | 高渗性 |
|---|---|---|---|
| 血钠（mmol/L） | <130 | 130~150 | >150 |
| 口渴 | 不明显 | 明显 | 极明显 |
| 皮肤弹性 | 极差 | 稍差 | 尚可 |
| 血压 | 明显下降 | 下降 | 正常/稍低 |
| 神志 | 嗜睡/昏迷 | 萎靡 | 烦躁/惊厥 |

★★【考点5】严重低钾须静脉滴注，液体中钾的浓度不超过 0.3%，切忌静脉推注。

【考点6】小儿最常见的酸碱平衡紊乱是代谢性酸中毒。

【考点7】5%葡萄糖溶液为等渗液，10%葡萄糖溶液为高渗液。

★★【考点8】常见混合液组成。

| 混合溶液 | 生理盐水 | 5%~10%<br>葡萄糖溶液 | 1.4%碳酸<br>氢钠溶液 | 张力 | 应用 |
|---|---|---|---|---|---|
| 1：1 | 1 | 1 | — | 1/2 | 低、中度等渗脱水 |
| 2：1 | 2 | — | 1 | 等张 | 低渗或重度脱水 |
| 2：3：1 | 2 | 3 | 1 | 1/2 | 轻、中度等渗脱水 |
| 4：3：2 | 4 | 3 | 2 | 2/3 | 中度、低渗脱水 |
| 1：2 | 1 | 2 | — | 1/3 | 高渗性脱水 |
| 1：4 | 1 | 4 | — | 1/5 | 生理需要 |

【考点9】小儿补液量(补充累积损失量)：轻度脱水为 30~50 mL/kg，中度脱水为 50~100 mL/kg，重度脱水为 100~120 mL/kg。

★★【考点10】低渗性脱水补 2/3 张含钠液，等渗性脱水补 1/2 张含钠液，高渗性脱水补 1/5~1/3 张含钠液。

【考点11】累积损失量在 8~12 h 补足，继续损失量和生理需要量在后 12~16 h 输入。

★【考点12】合计补液量：轻度脱水为 90~120 mL/kg，中度脱水为 120~150 mL/kg，重度脱水为 150~180 mL/kg。（2023-A1）

【考点13】新生儿补钾浓度不超过 0.15%。

【考点14】新生儿补液速度一般每小时不应超过 10 mL/kg。

【考点15】新生儿肝功能还不完善，纠正酸中毒时宜用碳酸氢钠，而不用乳酸钠。

# | 第九章 |

# 呼吸系统疾病患儿的护理

**考情分析**：本章重点考查第五节内容，主要题型为 A1 型题。其中 2021 年占 4 分，2022 年占 1 分，2023 年占 4 分。

## 第一节　小儿呼吸系统解剖生理特点

【考点 1】急性鼻炎时易导致鼻窦炎，尤以上颌窦及筛窦最易发生感染。

★【考点 2】咽鼓管较宽、短、直，呈水平位，故鼻咽炎易侵及中耳而致中耳炎。（2022-A1）

【考点 3】小儿气管及支气管，管腔相对狭窄，缺乏弹力组织，纤毛运动差，故易发生炎症。

★【考点 4】各年龄小儿呼吸、脉搏频率。

| 年龄 | 呼吸（次/min） | 脉搏（次/min） | 呼吸∶脉搏 |
|---|---|---|---|
| 新生儿 | 40~45 | 120~140 | 1∶3 |
| ~1 岁 | 30~40 | 110~130 | 1∶3~1∶4 |
| ~3 岁 | 25~30 | 100~120 | 1∶3~1∶4 |
| ~7 岁 | 20~25 | 80~100 | 1∶4 |
| ~14 岁 | 18~20 | 70~90 | 1∶4 |

## 第二节　急性上呼吸道感染

★【考点 1】急性上呼吸道感染多由病毒引起，如鼻病毒、呼吸道合胞病毒等。

★【考点2】疱疹性咽峡炎的病原体为柯萨奇 A 组病毒，好发于夏秋季。临床主要表现为急起高热、咽痛、流涎。（2023-A1）

【考点3】咽-结合膜热病原体为腺病毒(3、7 型)，好发于春夏季。临床以发热、咽炎、结合膜炎为特征。

★★【考点4】抗病毒药物常用利巴韦林，有继发细菌感染或发生并发症者可选用抗生素。

【考点5】急性上呼吸道感染护理：保持室内温度 18~22℃，湿度 50%~60%，每日通风 2 次以上，保持室内空气清新。（2023-A1）

## 第三节　急性感染性喉炎

★★【考点1】急性感染性喉炎以犬吠样咳嗽、声音嘶哑、喉鸣和吸气性呼吸困难为特征，多发生在冬春季节，以婴幼儿多见。（2023-A1）

★【考点2】喉梗阻分度。

Ⅰ度：安静时无症状，活动后出现吸气性喉鸣和呼吸困难，肺部听诊呼吸音清晰，心率无改变。

Ⅱ度：安静时有喉鸣和吸气性呼吸困难，肺部听诊可闻及喉传导音或管状呼吸音，心率增快(120~140 次/min)。

Ⅲ度：除上述喉梗阻症状外，患儿出现烦躁不安，口唇及指(趾)发绀，肺部听诊呼吸音明显减弱，心音低钝，心率快(140~160 次/min)。

Ⅳ度：患儿昏迷或昏睡、抽搐，三凹征不明显，肺部呼吸音几乎消失，心音低钝，心律不齐。

【考点3】有严重缺氧征象或有Ⅲ度喉梗阻者及时行气管切开。

## 第四节　急性支气管炎

【考点1】急性支气管炎的主要症状是咳嗽。

★★【考点2】哮喘性支气管炎(又称喘息性支气管炎)的主要特点：①多见于有湿疹或其他过敏史的婴幼儿；②有类似哮喘的临床表现，如呼气性呼吸困难；③部分病例复发，大多与感染有关；④近期预后大多良好，但少数可发展为支气管哮喘。

【考点 3】急性支气管炎的主要治疗原则是控制感染和止咳、化痰、平喘等对症治疗。

## 第五节　小儿肺炎

【考点 1】病程分类。急性肺炎：病程<1 个月；迁延性肺炎，病程为 1~3 个月；慢性肺炎：病程>3 个月。

★【考点 2】呼吸道合胞病毒肺炎：1 岁以内婴儿多见，常见有喘憋性肺炎、毛细支气管炎。(2021-A1)

★★【考点 3】腺病毒肺炎：多见于 6 个月至 2 岁的幼儿，多为弛张热或稽留热，胸部 X 线片改变出现较肺部特征早。(2021-A1)

【考点 4】肺炎支原体肺炎：学龄期儿童多见，刺激性干咳为突出表现。胸部 X 线片可见肺门阴影增粗、支气管肺炎改变、间质性肺炎改变、均一的片状影。

【考点 5】小儿肺炎血常规检查：病毒性肺炎白细胞总数大多正常或减少；细菌性肺炎白细胞总数及中性粒细胞数增多，并有核左移。

【考点 6】血清冷凝集试验在 50%~70% 的支原体肺炎患儿中可呈阳性。

★【考点 7】抗生素使用应持续至热退且平稳、全身症状明显改善、呼吸道症状改善后 3~5 天。

★★【考点 8】小儿肺炎导致缺氧，一般采用鼻导管给氧，氧流量为 0.5~1 L/min，缺氧明显者可用面罩给氧，氧流量为 2~4 L/min。

【考点 9】若肺炎患儿出现烦躁不安、面色苍白、呼吸加快(>60 次/min)、心率增快(>180 次/min)，出现心音低钝或奔马律，肝脏短期内迅速增大时，考虑肺炎合并心力衰竭。

★【考点 10】若肺炎患儿突然口吐粉红色泡沫痰，应考虑肺水肿；若肺炎患儿出现烦躁、嗜睡、惊厥、昏迷、呼吸不规则等，应考虑脑水肿、中毒性脑病；若肺炎患儿病情突然加重，体温持续不降或退而复升，咳嗽和呼吸困难加重，面色青紫，应考虑脓胸或脓气胸。

# 第六节　支气管哮喘

★【考点 1】诱发儿童反复哮喘的重要病因是病毒感染。

【考点 2】哮喘的基本特征是气道高反应性。

★【考点 3】哮喘的体征：胸廓饱满、三凹征，听诊呈过清音、呼吸音减弱、双肺布满哮鸣音。

★【考点 4】哮喘首选的药物治疗方法是吸入治疗。（2023-A1）

【考点 5】哮喘缺氧者应给予氧气吸入，使 $PaO_2$ 保持在 70~90 mmHg。

【考点 6】使用吸入治疗时应嘱患儿在按压喷药于咽部的同时深吸气，然后闭口屏气 10 s。吸药后清水漱口。

【考点 7】氨茶碱的不良反应主要有胃部不适、头晕、心悸及心律不齐等。

# | 第十章 |

## 循环系统疾病患儿的护理

> **考情分析**：本章重点考查第二节内容，主要题型为 A1、A3、A4 型题。其中 2021 年占 1 分，2022 年占 3 分，2023 年占 4 分。

### 第一节　小儿循环系统解剖生理特点

★【考点1】胚胎发育 2~8 周为心脏形成的关键期。

【考点2】胎儿时期的营养和气体交换是通过脐血管和胎盘与母体之间以弥散方式进行交换的。

【考点3】卵圆孔瓣膜到出生后 5~7 个月，解剖上大多数闭合。

【考点4】新生儿的心脏相对较成人大，重量为 20~25 g。

【考点5】新生儿心脏位置较高并呈横位，心尖搏动在第 4 肋间锁骨中线外。

★【考点6】1 岁以内的婴儿收缩压为 70~80 mmHg，2 岁以后小儿收缩压可用年龄×2+80 mmHg 公式计算，小儿的舒张压=收缩压×2/3。

【考点7】新生儿时期心率为 120~140 次/min，1 岁以内心率为 110~130 次/min，2~3 岁心率为 100~120 次/min。（2022–A1）

### 第二节　先天性心脏病

★【考点1】先天性心脏病分类。

1. 左向右分流型(潜伏青紫型)：当肺动脉或右心压力升高并超过左心压力时，血液自右向左主动脉分流，出现暂时性青紫。常见房、室间隔缺损或动脉导管未闭。

2. 右向左分流型(青紫型)：右向左分流型可分为肺缺血性(法洛四联症、三尖瓣闭锁)和肺充血性(完全性大动脉转位、总动脉干等)。

3. 无分流型(无青紫型)：通常无青紫，只有在心力衰竭时才发生。梗阻型常见疾病如肺动脉口狭窄和主动脉缩窄等，反流型如二尖瓣关闭不全、肺动脉瓣关闭不全等。

【考点2】最常见的先天性心脏畸形为室间隔缺损。

★【考点3】当肺动脉高压显著，产生自右向左分流时，临床出现持久性青紫，即称艾森曼格综合征。

★★【考点4】室间隔缺损的临床表现。

1. 小型缺损(缺损直径≤0.5 cm)，查体可见胸骨左缘第3~4肋间闻及响亮粗糙的全收缩期杂音。

2. 中型缺损(缺损直径为0.5~1.0 cm)，查体可见心界扩大，胸骨左缘第3~4肋间闻及Ⅲ~Ⅳ级粗糙的全收缩期杂音，可在杂音最响处触及收缩期震颤。

3. 大型缺损(缺损直径>1.0 cm)，查体可见胸骨左缘3~4肋间闻及Ⅲ~Ⅳ级全收缩期反流性杂音，伴有收缩期震颤。

【考点5】房、室间隔缺损X线检查可见"肺门舞蹈"征。

【考点6】当肺动脉压力超过主动脉时，即产生右向左分流，造成下半身青紫，亦称差异性发绀。

★【考点7】周围血管征阳性见于动脉导管未闭和主动脉瓣关闭不全。

【考点8】法洛四联症的4种病理改变为肺动脉狭窄(多为漏斗部狭窄)、室间隔缺损、主动脉骑跨和右心室肥厚。其中以肺动脉狭窄为主要畸形。

★★【考点9】法洛四联症的临床表现：青紫、蹲踞现象、缺氧发作等，查体可见患儿发育落后，口唇、面部、耳郭亦有青紫，舌色发暗，杵状指(趾)。心前区略隆起，胸骨左缘2~4肋间闻及Ⅱ~Ⅲ级收缩期喷射性杂音。(2021-A1)

【考点10】法洛四联症的心影呈"靴形"。

★【考点 11】缺氧发作：①立即予以膝胸体位；②吸氧、镇静；③吗啡 0.1~0.2mg/kg，皮下或肌内注射；④β 受体拮抗药普萘洛尔每次 0.05~0.1mg/kg 加入 10% 葡萄糖溶液稀释后缓慢静脉注射，必要时 15 min 后再重复 1 次；⑤纠正代谢性酸中毒，给予碳酸氢钠，缓慢静脉注入，10~15 min 可重复应用。（2022-A2，2023-A2）

【考点 12】法洛四联症的手术年龄以 5~9 岁为宜。

【考点 13】法洛四联症患儿血液黏稠度高，发热、出汗、吐泻时，体液量减少，加重血液浓缩易形成血栓，因此要注意供给充足液体。（2023-A2）

【考点 14】心力衰竭患儿入量，学龄儿按每日 60~70 mL/kg，婴幼儿按每日 70~80 mL/kg，盐量 0.5~1 g/d。

## 第三节　病毒性心肌炎

【考点 1】病毒性心肌炎的临床表现。轻型病毒性心肌炎：症状轻，以乏力为主；中型可出现心前区疼痛；重型可出现心力衰竭或突发心源性休克。

★★【考点 2】病毒性心肌炎急性期须卧床休息至热退后 3~4 周，病情基本稳定后，逐渐增加活动量，但休息不得少于 6 个月。恢复期应限制活动至少 3 个月。（2023-A1）

【考点 3】病毒性心肌炎出院后 1 个月、3 个月、6 个月、1 年到医院检查。

| 第十一章 |

# 血液系统疾病患儿的护理

**考情分析**：本章重点考查第二、三节内容，主要题型为 A1 型题。其中 2021 年占 4 分，2022 年占 2 分，2023 年占 1 分。

## 第一节　小儿造血和血液特点

【考点1】胚胎期造血。①中胚叶造血期：从胚胎第 3 周至第 6 周。②肝（脾）造血期：肝造血为胚胎第 6~8 周至第 6 个月，脾造血为胚胎第 8 周至第 5 个月。③骨髓造血期：第 4~5 个月开始造血活动，出生后成为唯一的造血场所。

【考点2】出生后造血。①骨髓造血：婴幼儿时期，所有骨髓都为红骨髓，5~7 岁后，黄骨髓逐渐代替长骨中的红骨髓。②骨髓外造血：婴幼儿时期，当发生各种感染或贫血、骨髓受异常细胞侵犯时，肝、脾和淋巴结可恢复到胎儿时期的造血状态。（2021-A1）

★【考点3】新生儿出生时红细胞计数（RBC）多为 $(5~7)×10^{12}/L$，血红蛋白量（Hb）为 $150~220\ g/L$。至生后 2~3 个月时红细胞数降至 $3×10^{12}/L$，血红蛋白量降至 $100\ g/L$ 左右而出现轻度贫血，称为生理性贫血。

★【考点4】婴儿期白细胞数维持在 $10×10^9/L$ 左右，生后 4~6 天及 4~6 岁白细胞与淋巴细胞比例相等。

## 第二节　儿童贫血

【考点1】我国小儿血液病学会建议：新生儿 Hb<145 g/L，1~4 个月婴

儿 Hb<90 g/L，4~6 个月婴儿 Hb<100 g/L。

★★【考点 2】贫血程度。

| | 轻度 | 中度 | 重度 | 极重度 |
|---|---|---|---|---|
| Hb/(g/L) | 120~90 | 90~60 | 60~30 | <30 |
| RBC/($\times 10^{12}$/L) | 4~3 | 3~2 | 2~1 | <1 |

★【考点 3】小儿贫血最常见的原因是造血物质缺乏。

★【考点 4】贫血病人皮肤黏膜苍白，以口唇、结膜、甲床最明显。

【考点 5】红细胞较小、染色浅、中央淡染区扩大，多提示营养性缺铁性贫血；红细胞大、中央淡染区不明显，多提示营养性巨幼细胞性贫血；红细胞大小不等、染色浅并有异形、靶形，多提示地中海贫血。（2022-B）

【考点 6】自身免疫性溶血性贫血常用肾上腺糖皮质激素治疗。

## 第三节　免疫性血小板减少症

★【考点 1】免疫性血小板减少症是小儿最常见的出血性疾病，束臂试验呈阳性。（2021-A1，2022-A1）

【考点 2】血象检查：血小板<100×10⁹/L，有贫血，白细胞正常；出血时间延长，血块收缩不良；血清凝血酶原消耗不良；凝血时间正常。

★★【考点 3】免疫性血小板减少症首选肾上腺糖皮质激素治疗，常用泼尼松。严重出血危及生命时输注血小板；贫血者可输浓缩红细胞。

## 第四节　血友病

【考点 1】血友病以血友病 A 最常见，其共同特点是终生在轻微损伤后发生长时间出血。

【考点 2】血友病 A 和血友病 B 为 X-连锁隐性遗传，由女性传递，男性发病。

# 第五节　急性白血病

【考点1】白血病细胞易侵犯红骨髓，故白血病儿童骨、关节疼痛较常见。

★【考点2】骨髓象是确定诊断及判断疗效的重要依据，表现为原始及幼稚细胞极度增生，幼红细胞和巨核细胞减少。

★★【考点3】感染是白血病患儿最常见、最危险的合并症，也是最主要的死亡原因。

★【考点4】环磷酰胺可致出血性膀胱炎，应让患儿多饮水以利尿，并给予碳酸氢钠碱化尿液。

# 第十二章

## 泌尿系统疾病患儿的护理

**考情分析**：本章重点考查第二、三节内容，主要题型为 A3、A4 型题。其中 2021 年占 4 分，2022 年占 3 分，2023 年占 1 分。

### 第一节　小儿泌尿系统解剖生理特点

【考点 1】婴幼儿输尿管长而弯曲，管壁肌肉及弹力纤维发育不良，容易受压及扭曲而导致梗阻，易发生尿潴留而诱发感染。(2022–A1)

★【考点 2】女婴尿道外口暴露且接近肛门，易发生上行性感染。

★【考点 3】学龄儿童每日正常尿量少于 400 mL，学龄前儿童少于 300 mL，婴幼儿少于 200 mL，即为少尿。每日尿量少于 50 mL 为无尿。

### 第二节　急性肾小球肾炎

★【考点 1】急性肾小球肾炎多由 A 组 $\beta$ 溶血性链球菌引起。

【考点 2】秋冬季节呼吸道感染是急性肾炎主要的前驱病，尤以咽扁桃体炎常见；夏季则为皮肤感染多见。

★【考点 3】急性肾小球肾炎尿常规镜检可见大量红细胞，尿蛋白(+)~(+++)。

【考点 4】血压持续升高、舒张压高于 90 mmHg 时应给予降压药，首选硝苯地平口服。严重高血压时，可肌内注射利血平，如有高血压脑病时，应首选硝普钠，惊厥者同时给予地西泮止惊。

★★【考点 5】急性肾小球肾炎一般起病 2~3 周内应卧床休息，待水肿消退、血压降至正常、肉眼血尿消失后，可下床轻微活动；血沉正常可上学，但仍须避免体育活动；Addis 计数正常后恢复正常生活。

## 第三节　肾病综合征

★【考点 1】单纯性肾病的发病年龄多为 2~7 岁，主要表现为全身凹陷性水肿，以颜面、下肢、阴囊明显。

★★【考点 2】肾病综合征患儿常存在高凝状态，易形成血栓，临床以肾静脉血栓最为常见，表现为腰痛或腹痛，肉眼血尿或急性肾衰竭。（2022-A1）

【考点 3】尿液检查：尿蛋白定性多为(+++)，24 h 尿蛋白定量≥50 mg/（kg·d）。

【考点 4】抗生素不作为预防用药，一旦发生感染则应积极选用抗生素控制感染。预防接种须在病情完全缓解且停用糖皮质激素 6 个月后进行。

【考点 5】激素敏感：泼尼松正规治疗 8 周内尿蛋白转阴，水肿消退。（2023-A2）

★★【考点 6】肾病综合征患儿蛋白质摄入控制在每日 1.5~2 g/kg。（2021-A1）

【考点 7】糖皮质激素为肾病综合征治疗的首选药。

【考点 8】激素耐药：泼尼松治疗满 8 周尿蛋白仍在(++)以上。（2023-A2）

## 第四节　泌尿道感染

★【考点 1】泌尿道感染以细菌最常见，多为大肠埃希菌。

★★【考点 2】尿路感染的主要感染途径是上行感染。

【考点 3】泌尿道感染儿童以遗尿为首要症状。上尿路感染常有发热、腹痛、肾区叩痛、遗尿等；下尿路感染有尿频、尿急、尿痛。

【考点 4】尿细菌培养及菌落计数是诊断尿路感染的主要依据。菌落数≥$10^5$/mL 可确诊，$10^4$~$10^5$/mL 为可疑，<$10^4$/mL 系污染。

【考点 5】上尿路感染应选择血浓度高的药物，如氨苄西林；下尿路感染应选择尿浓度高的药物，如磺胺甲噁唑。

# | 第十三章 |
# 内分泌系统疾病患儿的护理

**考情分析**：本章重点考查第二节内容，主要题型为 A1 型题。

## 第一节　生长激素缺乏症

★【考点 1】原发性生长激素缺乏症的临床表现：①生长障碍；②骨成熟延迟，骨龄小于实际年龄 2 岁以上；③青春发育期延迟；④智力正常。

【考点 2】使用促合成代谢激素，应注意其不良反应，如肝毒性和雄激素作用。

## 第二节　先天性甲状腺功能减退症

【考点 1】先天性甲状腺功能减退症最主要的病因是甲状腺不发育或发育不良。

★★【考点 2】地方性甲减的临床表现。①"神经性"综合征：以共济失调、痉挛性瘫痪、聋哑和智力低下为特征，但身材正常。②"黏液水肿性"综合征：以显著的生长发育和性发育落后、黏液水肿、智能低下为特征，血清 T4 降低、TSH 增高。

★★【考点 3】甲状腺制剂作用缓慢，用药 1 周左右方达最佳效力。如药量过小时，疗效不佳，患儿身高及骨骼生长迟缓；药量过大时，可引起烦躁、多汗、消瘦、腹痛和腹泻等症状。

## 第三节　儿童糖尿病

【考点 1】糖尿病分型。①胰岛素依赖型：即 1 型糖尿病，多见于青少年，需胰岛素治疗。②非胰岛素依赖型：即 2 型糖尿病，多见于成人。③其他类型：包括继发性糖尿病、某些遗传综合征、胰岛素受体异常等。

★★【考点 2】多数糖尿病患儿表现为多尿、多饮、多食和体重下降（"三多一少"）的典型症状。多数患儿首次就诊即表现为糖尿病酮症酸中毒。

★【考点 3】糖尿病饮食成分分配：糖 55%~60%、蛋白质 15%~20%、脂肪 20%~30%。全日热量分 3 餐，早餐、午餐、晚餐分别占 1/5、2/5、2/5。

★【考点 4】新诊断的患儿一般胰岛素用量为每日 0.5~1.0 U/kg，全日所需总量的 2/3 在早餐前 30 min 注射，1/3 在晚餐前 30 min 注射；注射部位可选用股前部、腹壁、上臂外侧、臀部。

【考点 5】酮症酸中毒的胰岛素治疗：多常规采用小剂量胰岛素滴注，将胰岛素 25 U 加入等渗盐水 250 mL 中（0.1 U/mL），按每小时 0.1 U/kg 计算，用微量泵自静脉途径缓慢输入。

# | 第十四章 |

# 神经系统疾病患儿的护理

> **考情分析**：本章重点考查第二节内容，主要题型为 A1、A3、A4 型题。其中 2022 年占 2 分，2023 年占 1 分。

## 第一节　小儿神经系统解剖生理特点

★★【考点 1】婴幼儿腰椎穿刺时，应以 4~5 腰椎间隙为宜，4 岁以后以 3~4 腰椎间隙为宜。

【考点 2】腹壁反射要到 1 岁后才比较容易引出，提睾反射要到出生 4~6 个月后才明显。

★【考点 3】反射消失年龄。迈步反射，2~3 个月；握持反射，3~4 个月；拥抱反射，3~4 个月；颈肢反射，5~6 个月；吸吮反射，12 个月。（2022-A1）

【考点 4】因婴儿屈肌张力紧张，故生后 3~4 个月脑膜刺激征阳性无病理意义。

## 第二节　化脓性脑膜炎

★【考点 1】化脓性脑膜炎常见的病原体有脑膜炎双球菌、流感嗜血杆菌等；新生儿及出生 2 个月内的婴儿则以革兰氏阴性细菌为主，如大肠埃希菌。

【考点 2】化脓性脑膜炎暴发型病原体常见于脑膜炎双球菌，亚急型多见于流感嗜血杆菌或肺炎链球菌。

★【考点3】化脓性脑膜炎脑脊液检查：压力升高，外观浑浊或呈脓性，白细胞数明显增多（≥$1000×10^6$/L）；蛋白升高，糖和氯化物下降。（2021-A1）

★【考点4】化脓性脑膜炎病原体未明确时，可选用第三代头孢菌素。（2023-A1）

【考点5】抗生素疗程：静脉滴注抗生素 10~14 天。金黄色葡萄球菌和革兰氏阴性杆菌脑膜炎应在 21 天以上。

【考点6】化脓性脑膜炎病室的温度为 18~20℃，湿度为 50%~60%。

【考点7】新生儿化脓性脑膜炎表现为嗜睡、前囟紧张膨隆，婴幼儿则表现为呕吐、发热、烦躁、易激惹、目光凝视、精神萎靡、惊厥、昏迷。（2022-A3、A4）

## 第三节　病毒性脑膜炎、脑炎

★【考点1】病毒性脑膜炎、脑炎多由肠道病毒引起，如柯萨奇病毒、埃可病毒。

★【考点2】病毒性脑膜炎、脑炎抗病毒治疗可选用阿昔洛韦。

【考点3】病毒性脑膜炎、脑炎患儿取平卧位，一侧背部稍垫高，头偏向一侧，上半身可抬高 20°~30°。

## 第四节　急性感染性多发性神经根神经炎

【考点1】急性感染性多发性神经根神经炎又称吉兰-巴雷综合征，以夏秋季为高发季节，农村多于城市，常见于 10 岁以内的小儿。临床以急性、对称性、弛缓性肢体瘫痪，伴有周围性感觉障碍为主要特征。

★【考点2】吉兰-巴雷综合征运动障碍：自肢体远端开始，首先表现为行走无力，肌肉无力呈对称性，后发展到上肢、腰背、躯干。

★★【考点3】血液检查：IgM 增高最为显著。脑脊液检查：蛋白细胞分离现象为本病的特征。

## 第五节　脑性瘫痪

★★【考点1】脑性瘫痪以痉挛型瘫痪最常见，病变主要在锥体束，表现多为双侧性，肌张力增高尤以下肢最明显，抱起时，两腿交叉成剪刀样。

【考点2】共济失调型：病变主要在小脑，指鼻试验阳性。

【考点3】手足徐动型：多数肌张力减低，同时伴有无目的、不自主的动作或动作过多，可呈震颤、舞蹈样动作，睡眠时消失。

★【考点4】脑性瘫痪的预防措施：避免接触猫、狗，防止感染弓形虫病而影响胎儿期的脑部发育；避免外伤及早产、难产；高胆红素血症的患儿应及时治疗，防止发生核黄疸。

## 第六节　注意缺陷多动障碍

【考点】注意缺陷多动障碍的主要症状是注意缺陷和活动过度，唯一有效的药物为神经兴奋剂。

| 第十五章 |

## 免疫性疾病患儿的护理

**考情分析**：本章重点考查第一节内容，主要题型为 A1、A2 型题。其中 2022 年占 1 分。

### 第一节　风湿热

★【考点 1】引起风湿热的致病菌主要是 A 组乙型溶血性链球菌。

★★【考点 2】风湿热最严重的表现是心脏炎；关节炎以年长儿多见，以游走性和多发性为特点，主要累及大关节；舞蹈病以女童多见；环形红斑最常见。（2022-A1）

【考点 3】风湿活动的重要标志是血沉增快，C 反应蛋白和黏蛋白增高。

【考点 4】抗风湿治疗以应用水杨酸盐或肾上腺皮质激素为主。

★★【考点 5】急性期无心脏炎患儿卧床休息 1 个月左右，有心脏炎、无心力衰竭者需卧床休息至少 2~3 个月，至急性症状完全消失，血沉接近正常时方可下床活动，伴心力衰竭者至少 6 个月后逐渐恢复正常活动。

### 第二节　幼年特发性关节炎

★【考点 1】幼年特发性关节炎：全身型大部分起病于 5 岁以前，主要表现为发热和皮疹；多关节型起病有两个高峰，1~3 岁和 8~10 岁，主要表现为进行性多发性关节炎和晨僵；少关节型以大关节受累为主。

【考点 2】血液检查：白细胞数增多，以中性粒细胞数增多为主；血沉增快、C 反应蛋白、黏蛋白大多增高。

★★【考点3】幼年特发性关节炎有皮疹者禁忌乙醇擦浴。

【考点4】非甾体抗炎药的常见不良反应有胃肠道反应，对凝血功能、肝、肾和中枢神经系统也有影响。

## 第三节　过敏性紫癜

★【考点1】过敏性紫癜以毛细血管变态反应性炎症为病理基础。

【考点2】皮肤紫癜常为首发症状，常见于下肢和臀部，对称分布。

## 第四节　皮肤黏膜淋巴结综合征

★【考点1】皮肤黏膜淋巴结综合征又称川崎病，是一种以变态反应性全身血管炎为主要病理改变的急性发热出疹性小儿疾病。

【考点2】川崎病的主要死因是心肌梗死，最严重的表现是心血管症状。

★【考点3】川崎病最早的症状是发热，抗生素治疗无效。常见荨麻疹样皮疹，舌乳头突起呈杨梅舌。

【考点4】川崎病的炎症活动指标是血沉增快，C 反应蛋白、免疫球蛋白增高。

【考点5】诊断及随访冠状动脉病变的最佳方法是二维超声心动图。

【考点6】川崎病治疗的首选药物是阿司匹林。

【考点7】对半脱的痂皮应用干净剪刀剪除，切忌强行撕脱。

# | 第十六章 |

# 遗传性疾病患儿的护理

**考情分析**：本章重点考查第二节内容，主要题型为 A1 型题。其中 2022 年占 2 分，2023 年占 2 分。

## 第一节　概论

【考点 1】遗传性疾病分染色体畸变、单基因遗传病、多基因遗传病。

【考点 2】新生儿筛查的主要病种有苯丙酮尿症、先天性甲状腺功能低下。

## 第二节　21-三体综合征

★★【考点 1】21-三体综合征的主要临床表现为智能落后、特殊面容身体发育迟缓。（2023-A1）

【考点 2】21-三体综合征的皮肤纹理特征：通贯手，胫侧弓形纹和第五指只有一指褶纹等。（2022-A1，2023-A1）

【考点 3】35 岁以上的妇女及高危人群受孕后，应做产前诊断，如绒毛取样、羊膜穿刺等。（2022-A1）

## 第三节　苯丙酮尿症

【考点 1】苯丙酮尿症是苯丙氨酸代谢途径中酶缺陷所致的较为常见的常染色体隐性遗传病。

★【考点 2】苯丙酮尿症的主要症状：智力发育落后；尿液和汗液有鼠尿味；智力发育明显落后于正常儿，语言障碍最明显。

★★【考点3】饮食控制：给予低苯丙氨酸、低蛋白饮食，随着年龄的增长，可选用淀粉、蔬菜、水果等低蛋白食物。

# 第十七章

## 常见传染病患儿的护理

考情分析：本章重点考查第二、六节内容，主要题型为 A1、A3、A4 型题。其中 2021 年占 3 分，2022 年占 4 分，2023 年占 5 分。

### 第一节 麻疹

【考点 1】麻疹病毒为 RNA 病毒。对阳光和一般消毒剂敏感，55℃15 min 即被破坏，在流通空气中或日光下 30 min 失去活力。对寒冷及干燥耐受力较强。麻疹疫苗须低温保存。

★【考点 2】支气管肺炎是麻疹患儿的主要并发症，也是麻疹患儿的主要死因。

★★【考点 3】小儿出疹性疾病鉴别。（2021-A1）

| 疾病 | 病原 | 发热与皮疹关系 | 皮疹特点 | 全身症状及其他体征 |
|------|------|------|------|------|
| 麻疹 | 麻疹病毒 | 发热 3～4 天，出疹期热更高 | 红色斑丘疹，自头面部—颈—躯干—四肢，退疹后有色素沉着及细小脱屑 | 呼吸道卡他性炎症、结膜炎，发热第 2～3 天出现口腔黏膜斑 |
| 猩红热 | 乙型溶血性链球菌 | 发热 1～2 天出疹，伴高热 | 皮肤弥漫充血，上有密集针尖大小丘疹，持续 2～3 天退疹，1 周后全身大片脱皮 | 高热，中毒症状重，咽峡炎、杨梅舌，环口苍白圈，扁桃体炎 |

续表

| 疾病 | 病原 | 发热与皮疹关系 | 皮疹特点 | 全身症状及其他体征 |
|------|------|----------------|----------|--------------------|
| 肠道病毒感染 | 埃可病毒、柯萨奇病毒 | 发热时或退热后出疹 | 散在斑疹或斑丘疹，很少融合，1~3 天消退，不脱屑，有时可呈紫癜样或水疱样皮疹 | 发热，咽痛，流涕，结膜炎，腹泻，全身或颈、枕后淋巴结肿大 |

★【考点4】高热应绝对卧床休息至皮疹消退、体温正常。出疹期不宜用药物或物理方法强行降温，尤其是乙醇擦浴、冷敷等物理降温。

★★【考点5】麻疹患儿宜采取呼吸道隔离至出疹后 5 天，有并发症者延至出疹后 10 天。（2022-A1）

【考点6】麻疹患儿的衣被及玩具应曝晒 2 h，医务人员接触患儿后，必须在日光下或流动空气中停留 30 min 以上。

【考点7】对 8 个月以上未患过麻疹的小儿可接种麻疹疫苗，易感儿接触病人后 2 日内接种麻疹疫苗有预防效果。接触后 5 日内注射人血丙种球蛋白或胎盘球蛋白。（2023-A1）

【考点8】检疫期限是从最后接触之日算起，相当于传染病的最长潜伏期。（2022-A1）

【考点9】麻疹前驱期最有诊断价值的临床表现是柯氏斑。（2022-A1）

## 第二节　水痘

★【考点1】水痘-带状疱疹病毒不耐酸和热，对乙醚敏感，主要由飞沫传播。（2023-B）

【考点2】水痘病人是唯一的传染源，出疹前 1~2 天至疱疹全部结痂时均有传染性。

★★【考点3】水痘皮疹为向心性分布，躯干部皮疹最多，四肢皮疹少，一般愈后不留瘢痕。

★【考点4】阿昔洛韦是首选的抗水痘病毒的药物，治疗越早越好。

【考点5】水痘患儿皮肤瘙痒时，可局部涂炉甘石洗剂或 5% 碳酸氢钠溶液。

★★【考点6】患儿隔离至疱疹全部结痂止。托幼机构中若发现水痘患儿应检疫 3 周。体弱、免疫缺陷者，应在接触水痘后 72 h 内给予水痘-带状疱疹免疫球蛋白。

## 第三节　猩红热

【考点1】猩红热的主要致病菌是 A 组溶血性链球菌。

★【考点2】猩红热首选青霉素 G 治疗。

★★【考点3】猩红热患儿应呼吸道隔离至症状消失后 1 周，连续咽拭子培养 3 次阴性后即解除隔离。接触者医学观察 7 天。

## 第四节　百日咳

【考点1】百日咳是由百日咳嗜血杆菌引起的急性呼吸道传染病。

【考点2】百日咳杆菌属革兰氏阴性杆菌，日光曝晒 1 h 即死亡，对一般消毒剂敏感。

★【考点3】百日咳病人是唯一的传染源，传播途径是飞沫传播。

【考点4】痉咳表现为突发数十声急促的咳嗽，咳至终末方伴高调鸡鸣样吼声，常因冷空气刺激、进食、烟熏或情绪波动而诱发。

★★【考点5】百日咳患儿应呼吸道隔离至痉咳后 3 周，对接触者医学观察 21 天。

## 第五节　流行性腮腺炎

【考点1】流行性腮腺炎是由腮腺炎病毒引起的急性呼吸道传染病。

★【考点2】流行性腮腺炎的传染源为腮腺炎患者和隐性感染者，主要经飞沫传播，学龄儿童易感。

★【考点3】腮腺肿胀：肿大以耳垂为中心，向前、后、下发展，表面发热不红。张口、咀嚼，尤其食酸性食物时胀痛加剧。

★★【考点4】腮腺炎患儿应采取呼吸道隔离至腮腺肿大完全消退后 5 天止。接触者检疫 3 周。

## 第六节　中毒型细菌性痢疾

【考点1】中毒型细菌性痢疾的病原菌为痢疾杆菌，日光照射 30 min 或加热 60℃ 10 min 均可将其杀灭。

【考点2】中毒型细菌性痢疾的传染源主要为慢性病人和轻型病人，经粪-口途径传播，3~7 岁体格健壮儿童易感。（2023-B）

★【考点3】从粪便标本中培养出痢疾杆菌是确诊的最直接的证据。送检标本应注意做到尽早、新鲜、选取黏液脓血部分多次送检。

★★【考点4】中毒型细菌型痢疾患儿应采取肠道隔离至临床症状消失后 1 周或 3 次粪培养阴性止。

# | 第十八章 |
## 结核病患儿的护理

> **考情分析**：本章重点考查第二、四节内容，主要题型为 A2、A3、A4 型题。其中 2021 年占 2 分，2022 年占 1 分，2023 年占 2 分。

### 第一节　概述

【考点 1】结核性脑膜炎是结核病死亡的主要原因。

★【考点 2】结核病的致病菌主要是人型和牛型结核分枝杆菌，新生儿易感。

★【考点 3】小儿受结核感染 4~8 周后作结核菌素试验即呈阳性反应。（2021-A1）

【考点 4】结核菌素试验取结核菌纯蛋白衍化物（PPD）0.1 mL，在左前臂掌侧中、下 1/3 交界处皮内注射。

★【考点 5】PPD 阳性反应的临床意义：3 岁以下，尤其是 1 岁以下未接种卡介苗小儿，表示体内有新的结核病灶；儿童无明显临床症状而呈阳性反应，表示受过结核感染，但不一定有活动病灶。（2022-A2）

【考点 6】诊断小儿肺结核的主要方法是 X 线检查。

### 第二节　原发型肺结核

【考点 1】原发型肺结核最常见的症状是干咳和轻度呼吸困难。（2023-A1）

★★【考点 2】原发型肺结核胸部 X 线片呈典型哑铃"双极影"。

## 第三节　急性粟粒型肺结核

【考点1】急性粟粒型肺结核多见于婴幼儿初染后 3~6 个月。

★【考点2】胸部 X 线片常对诊断起决定性作用，在起病后 2~3 周胸部 X 线片可发现大小一致、密度一致、分布均匀的粟粒状阴影，密布于两侧肺野。（2021-A1）

## 第四节　结核性脑膜炎

【考点1】结核性脑膜炎最主要和常见的体征是脑膜刺激征阳性。

★★【考点2】脑脊液检查：压力升高，外观透明或呈毛玻璃样，白细胞总数为 $(50~500)×10^6/L$，糖和氯化物含量同时降低。

# | 第十九章 |

## 寄生虫病患儿的护理

**考情分析**：本章主要题型为 A1 型题。

### 第一节　蛔虫病

★【考点1】蛔虫病的传染源为<u>蛔虫寄生者</u>，主要传播途径是经口吞入被虫卵污染的食品、蔬菜、瓜果，或因手接触了虫卵污染的物品而带入口中。

【考点2】蛔虫病的常见并发症：<u>胆道蛔虫病（最常见）</u>、蛔虫性肠梗阻、阑尾炎、肠穿孔及腹膜炎，首选治疗药物是<u>甲苯达唑</u>。

### 第二节　蛲虫病

【考点1】<u>蛲虫病病人</u>是唯一的传染源，传播途径是肛门-手-口直接传播。

★★【考点2】蛲虫病最常见的症状是<u>肛门瘙痒和睡眠不安</u>。

【考点3】观察驱虫效果：可每天清晨用透明胶纸从<u>肛门周围</u>采取标本，检查虫卵，直至虫卵消失后再<u>连查 7 天</u>。

★★【考点4】为防止自身感染，患儿睡觉时应<u>穿睡裤</u>、戴手套。患儿内衣裤、被褥等须<u>煮沸</u>，或用开水浸泡后在日光下曝晒，<u>连续 10 天</u>。

# | 第二十章 |

## 急性中毒和常见急症患儿的护理

> **考情分析：**本章重点考查第二、八节内容，主要题型为 A1 型题。其中 2021 年占 6 分，2022 年占 4 分，2023 年占 1 分。

### 第一节　急性中毒

★**【考点】**口服中毒者催吐一般在中毒后 4~6 h 进行，适用于神志清、年龄较大且合作者。一般口服温开水或 1∶10000 高锰酸钾溶液。但婴幼儿、神志不清、**强酸或强碱中毒**、油剂中毒、严重心脏病者禁用。

### 第二节　小儿惊厥

★**【考点 1】**热性惊厥多由**上呼吸道感染**引起，其特点：①主要发生在 **6 个月至 5 岁小儿**；②大多发生于急骤高热开始后 12 h 之内；③发作时间短，很少连续发作，**发作后意识恢复快**，无神经系统异常体征；④**热退后 1 周脑电图正常**。（2022-A1）

★★**【考点 2】**高血压脑病在**紧张及过度劳累**时易诱发惊厥；原发性癫痫在**突然停药或感染**时易诱发惊厥。抗惊厥药物首选**地西泮**静脉注射。（2022-A1）

**【考点 3】**小儿惊厥时，不可将物品塞入患儿口中或**强力撬开**紧闭的牙关，防止受伤。（2022-A1）

**【考点 4】**惊厥发作时应就地抢救，立即让患儿取**去枕平卧位**，松解患儿**衣领**，头偏向一侧。（2022-A2）

## 第三节　急性颅内压增高

★【考点1】急性颅内压增高多呈喷射状呕吐，上视丘受压可有落日眼，眼底检查可有视乳头水肿。

★★【考点2】甘露醇的注意事项：①用药前要检查药液，若有结晶可将制剂瓶放在热水中浸泡，待结晶消失后再用；②不能与其他药液混合静脉滴注；③用药时在 15~30 min 快速滴注；④推注时不能漏到血管外，一旦发生药物外渗，须尽快用 25%~50% 硫酸镁溶液局部湿敷和抬高患肢。

## 第四节　急性呼吸衰竭

★★【考点1】血气分析。Ⅰ型：$PaO_2 < 60$ mmHg，$PaCO_2$ 降低或正常；Ⅱ型：$PaO_2 < 60$ mmHg，$PaCO_2 > 50$ mmHg。

★【考点2】鼻导管给氧：婴幼儿 0.5~1 L/min，儿童 1~2 L/min。面罩吸氧：婴幼儿 2~4 L/min，儿童 3~5 L/min。头罩吸氧：氧流量为 4~6 L/min，氧浓度为 40%~50%。

## 第五节　充血性心力衰竭

★★【考点1】心力衰竭的临床诊断指标。①呼吸急促：婴儿>60 次/min，幼儿>50 次/min，儿童>30 次/min。②心动过速：婴儿>160 次/min，幼儿>140 次/min，儿童>120 次/min，不能用发热或缺氧解释。③心脏扩大：体检、胸片或超声心动证实。④烦躁、喂养困难、体重增加、尿少、水肿、多汗、发绀、呛咳、阵发性呼吸困难（2项以上）。⑤肝大：婴幼儿肋下≥1cm，儿童>1cm，进行性肝大或伴触痛更有意义。⑥肺水肿。⑦奔马律。以上 7 条中，满足 1~4 项可考虑心力衰竭，满足 1~4 项加 5~7 项中的 1 项；或 1~4 项中 2 项加 5~7 项中 2 项即可确诊心力衰竭。（2021-A1）

★★【考点2】心力衰竭患儿取半卧位休息，床头抬高 30°~45°，输液时速度宜慢，一般每小时<5 mL/kg。

【考点3】强心苷给药前须测患儿脉搏，若发现脉率缓慢（新生儿心率<100 次/min，婴幼儿<90 次/min，儿童<80 次/min，年长儿<60 次/min）需暂停用药一次并报告医生。

## 第六节　急性肾衰竭

【考点】每日液量＝尿量＋异常丢失＋不显性失水－内生水。无发热患儿每日不显性失水为 300 mL/m²，体温每升高 1℃，不显性失水增加75 mL/m²。

## 第七节　感染性休克

★【考点】迅速扩容。①快速输液阶段：补 2∶1 等张含钠液 20 mL/kg，30~60 min 静脉推注或快速滴入。②继续输液阶段：用 1/2~2/3 张含钠液，6~8 h 输入 5~10 mL/（kg·h）。③维持输液阶段：用 1/3 张液体，以 2~4 mL/（kg·h）速度 24 h 内输入。

## 第八节　心跳呼吸骤停

【考点1】心跳呼吸停止 4~6 min 即可导致脑细胞死亡。

★【考点2】新生儿 CPR 程序为 A-B-C-D，婴儿和儿童为 C-A-B-D。C：胸外心脏按压。A：气道通畅。B：建立呼吸。D：除颤和复苏药物。

【考点3】人工呼吸的频率为每分钟 8~10 次。

【考点4】发现室颤或心搏骤停 2 min 内可立即除颤；心搏骤停未及时发现者，必须在基础生命支持 2 min 后进行除颤，初始以 2 J/kg 的电功率除颤。

★【考点5】静脉穿刺部位首选肘前静脉，促进心脏复跳的首选药物是肾上腺素，其次是利多卡因。

★★【考点6】心肺复苏成功标志：①扪及颈、肱、股动脉跳动，测得血压>60 mmHg；②听到心音，心律失常转为窦性心律；③瞳孔收缩，为组织灌流量和氧供给量足够的最早指征；④口唇、甲床颜色转红。

【考点7】脑复苏。①氧疗：6 h 内可用纯氧，6 h 后氧疗浓度不超过60%。②人工冬眠疗法：应在 5 min 内（最晚不超过半小时）给患儿头部置冰帽和冰敷体表大血管走行处。

微信扫描二维码
进入 VIP 题库做题

做题是巩固知识的必要环节，能有效提升通过率。

易哈佛 CEO：小麦

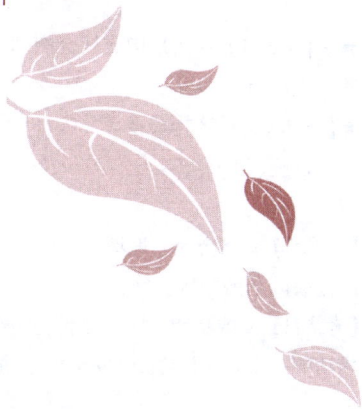

第五篇

社区护理学

# | 第一章 |

# 社区护理概论

> **考情分析**：本章重点考查第三节内容，主要题型为 A1 型题。

## 第一节　社区

★★【考点1】社区是构成社会的基本单位，由一定数量的、具有某些共性的人群组成。

★【考点2】社区构成要素：人群(第一要素)、地域(重要条件)、生活服务设施(纽带)、文化背景及生活方式(基础)、生活制度及管理机构(基本保障)。

【考点3】社区分类：地域性社区、具有共同兴趣和目标的社区、具有共同健康问题的社区。

【考点4】社区功能：管理功能、服务功能、保障功能、教育功能、社会化功能、社会参与功能、安全稳定功能。

## 第二节　社区卫生服务

【考点1】社区卫生服务是以人的健康为中心、家庭为单位、社区为范围、需求为导向，以妇女、儿童、老年人、慢性病病人、残疾人等为重点，以解决社区主要卫生问题、满足基本卫生服务需求为目的，融预防、医疗、保健、康复、健康教育、计划生育技术服务等为一体的，有效、经济、方便、综合、连续的基层卫生服务。

★【考点2】社区卫生服务机构提供的基本医疗服务内容：①一般常见

病、多发病的诊疗、护理和诊断明确的慢性病的治疗；②社区现场应急救护；③家庭出诊、家庭护理、家庭病床等家庭医疗服务；④转诊服务；⑤康复医疗服务；⑥政府卫生行政部门批准的其他适宜医疗服务。

★【考点3】社区卫生服务的对象是社区全体居民，包括健康人群、亚健康人群、高危人群、重点保健人群、患病人群、残疾人群。

【考点4】社区卫生服务特点：公益性、主动性、综合性、连续性、可及性、协调性。

## 第三节　社区护理

【考点1】社区护理是综合应用护理学和公共卫生学的理论和技术，以社区为基础、以人群为对象，以服务为中心，将医疗、预防、保健、康复、健康教育、计划生育等融于护理学中，并以促进和维护人群健康为最终目的，提供连续性、动态性和综合性的护理服务。

★【考点2】社区护理的特点：①以促进和维护健康为中心；②服务对象的广泛性；③服务内容的综合性；④服务的长期性；⑤具有高度的自主性；⑥需要多学科密切协作。

★★【考点3】社区护理的工作范围：社区保健服务，社区慢性身心疾病病人的管理，社区急、重症病人的转诊服务，社区临终服务，社区健康教育，社区康复服务。

【考点4】社区护理发展过程划分为 4 个阶段，即家庭护理、地段护理、公共卫生护理、社区护理。

【考点5】社区护士的角色：直接照顾者、健康教育者与咨询者、协调者与合作者、社区居民的代言者、倡导者与管理者、研究者。

# | 第二章 |

## 社区护理基本工作方法

> **考情分析**：本章重点考查第一节内容，主要题型为 A1 型题。其中 2022 年占 2 分。

### 第一节　社区护理程序

★【考点 1】护理程序：护理评估、护理诊断、护理计划、护理实施及护理评价。

【考点 2】社区评估方法：查阅文献、实地考察、人物访谈、参与性观察。

★【考点 3】资料来源：护理对象、家属或其他人、健康档案及辅助检查结果、保健人员、文献。

【考点 4】收集资料的方法包括交谈、护理体检。

★★【考点 5】护理诊断的组成包括名称、相关因素（或原因）及诊断依据。可以按照 PSE 公式陈述，P 即护理问题，S 即症状或体征，E 即原因。

★【考点 6】长期目标是需要在较长时间内实现的目标，通常为几周或几个月。短期目标通常少于 1 周。

【考点 7】护理措施。①评估性措施：提供护理措施的基础。②独立性措施：护士能独立决定实施的措施。③治疗性措施：护士根据护理对象的身体状况，遵医嘱为其治疗、换药。

### 第二节　社区健康教育

★【考点 1】社区健康教育是以社区为基本单位，以社区人群为教育对象，以促进居民健康为目标，有计划、有组织、有评价的健康教育活动。

【考点2】对临床期、恢复期、残障期病人的健康教育应侧重于康复知识的教育；对于临终病人，健康教育的实质是死亡教育。（2022-A1）

★【考点3】社区健康教育的方法：语言教育、文字教育、形象教育、电化教育。

【考点4】社区健康教育评价可分为即时评价、阶段评价及效果评价。

## 第三节　社区健康档案的建立与管理

★【考点1】建立健康档案的原则：逐步完善原则、资料收集前瞻性原则、基本项目动态性原则、客观性和准确性原则、保密性原则。

【考点2】社区居民健康档案的调用，由经管的医生决定并办理借用手续。

## 第四节　流行病学研究方法及常用指标

【考点1】流行病学是一门研究人群中疾病分布及其决定因素的学科，其关注重点是预防疾病、保持和促进健康。

【考点2】流行病学研究方法包括观察法、实验法。描述性研究是流行病学研究的基本步骤，常用的描述性研究包括现况研究和筛检。

★★【考点3】常用的统计学指标包括发病率、罹患率、患病率、死亡率、病死率。

1. 发病率：一定期间内，特定人群中某病新发病例出现的频率。

2. 罹患率：观察期间内新发病例数占同期观察人口数的比例。罹患率指在某一局限范围、短时间内的发病率。（2022-A1）

3. 患病率：特定的时间一定的人群中某病病例数所占的比例。

4. 死亡率：一定期间内，在一定人群中发生死亡的频率。

5. 病死率：一定时期内，患某病的全部病人中因该病死亡者所占的比例。

| 第三章 |

# 社区家庭护理

**考情分析**：本章重点考查第二节内容，主要题型为 A1 型题。其中 2023 年占 1 分。

## 第一节　家庭概述

【考点 1】家庭功能包括情感、经济、生育(主要)、社会化、健康照顾功能。

★【考点 2】家庭结构包括角色结构、价值体系、沟通过程、权力结构。

【考点 3】角色结构：为满足自己及他人对其期望所该做的事情的某种身份。

【考点 4】家庭生活周期：新婚期、婴幼儿期、学龄前儿童期、学龄儿童期、青少年期、孩子离家创业期、空巢期、退休期。

★★【考点 5】家庭对健康的影响：遗传；生长发育；疾病的发生、发展及传播；康复与死亡。

【考点 6】家庭帮助年幼成员从"生物人"逐步向"社会人"转化的功能即为社会化功能。(2023-A1)

## 第二节　家庭访视

【考点 1】家庭访视程序包括访视前准备、实际访视、访视后评价等。

【考点 2】家庭访视的对象包括新生儿、婴幼儿、孕产妇、高危人群、接受直接护理的患慢性疾病的病人、行动不便的病人、临终者及其家属。

★★【考点3】确定访视顺序：①群体为先，个体为后；②急性病为先，慢性病为后；③生活贫困者为先；④先访视无传染性疾病的儿童、慢性病病人，后访视有传染性疾病的病人。

★【考点4】确定访视次数：分娩后的产妇及新生儿，在产妇出院后 3~7 天进行首次访视，第 2 次访视在新生儿 28 天时进行。

## 第三节　居家护理

【考点1】居家护理是对需要照顾的个人及其家庭，在自己居家环境中，获得定期的专业健康照顾和护理服务，达到促进健康、维护健康及预防疾病的目的。

【考点2】居家护理的直接对象是指各年龄阶段的病人，间接对象则包括家属及主要照顾者。

【考点3】居家护理工作特点是以个案管理的方式提供服务，以减少社区卫生服务机构的风险与成本。

★★【考点4】社区护士为居家病人提供直接性的护理照顾和健康教育指导，协助其他专业人员对病人进行康复锻炼和日常生活能力的训练。

## 第四节　家庭常用护理技术

【考点1】居室空气消毒。①通风；②食醋熏蒸：每立方米空间用食醋 5~10 mL，加水 1~2 倍稀释。

★【考点2】煮沸消毒：病人使用过的餐具、棉布类衣物可用煮沸消毒法消毒，水开后计时，煮沸 5~10 min 可杀灭细菌繁殖体，消毒后再清洗。

【考点3】排泄物消毒方法：将漂白粉倒入粪便，比例为 1：4，搅拌后消毒 2 h 再倒掉。

★【考点4】病人使用过的体温计应浸泡在 75% 乙醇或含氯消毒剂中 30 min，用清水冲洗拭干备用。

【考点5】隔离的目的是防止病原体扩散，控制传染源，切断传播途径，保护易感人群。

★【考点 6】避污纸使用时应从正面抓取，不可掀页撕用。用后放入污物袋中焚烧。

【考点 7】给药途径的选择原则：能口服，不注射；能肌内注射，不静脉输液。

【考点 8】溃疡病人应慎用阿司匹林等刺激性较强的药物。

★★【考点 9】女性导尿：第一次消毒顺序是由外向内，自上而下；第二次消毒顺序是由内—外—内，自上而下。

【考点 10】女性导尿导管插入 4~6 cm，见尿后再插 1~2 cm。

★【考点 11】对膀胱高度膨胀、极度衰弱的病人，一次放尿量不得超过 1000 mL。

【考点 12】胃管长度：自鼻尖至耳垂至剑突。成人一般插入 45~55 cm。

★【考点 13】鼻饲液温度控制在 38~40℃。

【考点 14】气管造口套管消毒：用过氧化氢清除外套管上的分泌物，生理盐水棉球擦洗套管，再用干棉球擦拭干净。

★【考点 15】结肠造瘘口的灌洗液温度为 39~41℃，高度为液面至造口处 45~60 cm。

【考点 16】当粪便超过袋子 1/3 时，将粪袋取下，换上另一清洁造口袋。

| 第四章 |

## 社区重点人群保健

**考情分析**：本章重点考查第一节内容，主要题型为 A1 型题。其中 2023 年占 2 分。

### 第一节　社区儿童保健

★★【考点 1】儿童生长发育一般遵循由上到下、由近到远、由粗到细、由低级到高级、由简单到复杂的规律。

★【考点 2】生理性黄疸出现在生后 2~3 天，一般 14 天内消退（早产儿延迟至 3~4 周）；乳腺肿大多出现在生后 3~5 天，一般 2~3 周自然消退；假月经可出现在生后 5~7 天，持续 1~3 天，无须处理。

★★【考点 3】辅食添加遵循由少到多、由稀到稠、由细到粗的原则。

【考点 4】1 岁以内婴儿每年体检 4 次（出生后 3、6、9、12 个月）；第 2 年 2 次（出生后 18、24 个月）；第 3 年 1 次（生后 30 个月）；以后每年检查 1 次直到 7 岁。

### 第二节　社区妇女保健

【考点 1】孕早期（妊娠 13 周末）主要的生理表现有嗜睡、恶心、呕吐、尿频、尿急、乳房增大、月经来潮停止、阴道内分泌物增多等。

★【考点 2】早孕反应一般为恶心、呕吐、食欲不振等反应，12 周左右会自行消失。

【考点 3】下肢水肿常发生于孕晚期，尤以足踝水肿最为常见。

【考点4】复诊时间：孕 12 周后每 4 周检查 1 次；孕 28 周后每 2 周检查 1 次；孕 36 周后每周检查 1 次。

★【考点5】未哺乳妇女在产后 10 周左右可恢复排卵，哺乳妇女在产后 4~6 个月恢复排卵和月经来潮。

★【考点6】恶露分为血性恶露、浆液恶露和白色恶露 3 种，一般会在产后持续 4~6 周，总量约为 500 mL。恶露过多、有异味等提示产妇子宫收缩不良或有宫腔感染发生。

【考点7】会阴切开创口以初产妇多见，产后 3 天内可见切口处水肿。

【考点8】产后抑郁：产后 2~3 天发生，表现为易哭、易激惹、忧虑。

★【考点9】产妇的居室环境温度宜为 22~24℃。产后 4 周内禁止盆浴。

★★【考点10】轻度乳腺炎者在哺乳前湿热敷乳房 3~5 min，并按摩乳房，哺乳时先喂患侧乳房，每次哺乳至少 20 min。

【考点11】围绝经期妇女的常见健康问题：功能失调性子宫出血，血管舒缩失调症状，骨质疏松症状，心血管系统症状，妇科肿瘤，泌尿生殖系统萎缩所致的性交困难，精神、情绪变化。

## 第三节　社区老年保健

★【考点1】阿尔茨海默病：主要表现为渐进性记忆障碍、认知功能障碍、人格改变及语言障碍、神经精神症状。

【考点2】社区老年人保健的宗旨是协助和维持其自理能力，防止废用加速老化导致生活上的依赖或残障。

★★【考点3】老年人生活环境：居室采光要充分，每日定时通风 2~3 次，每次 20~30 min，夏季室温保持在 26~28℃，冬季室温为 20~22℃，湿度为 50%左右。

★【考点4】老年人每日饮水量为 1500 mL 左右。（2023-A1）

【考点5】老年人一般饭后 1 h 后进行运动，运动时间为半小时左右。老年人运动结束后 3 min 心率恢复到运动前水平，表明运动量较小；3~5 min 恢复到运动前水平，表明运动量适宜；10 min 以上才恢复，表明运动量较大，应减少运动量。

| 第五章 |

# 社区常见慢性疾病病人的护理与管理

**考情分析**：本章重点考查第四节内容，主要题型为 A2 型题。其中 2022 年占 2 分，2023 年占 1 分。

## 第一节　慢性病概述

【考点 1】慢性病具有病因复杂、病程漫长、导致功能丧失和残障、患病率和死亡率高和低龄化趋势等特点。

★★【考点 2】管理原则。

一级预防：针对全体人群开展危险因素的预防，以健康教育和健康促进为主要手段，通过降低疾病危险因素，预防疾病发生，降低慢性病的发病率，提高社区居民的健康水平和生活质量为目的。

二级预防：针对高危人群，以早发现、早诊断、早治疗为目的。

三级预防：针对病人开展规范化治疗和疾病管理，以控制病情发展、缓解症状、预防或延缓并发症的发生、防止伤残和提高生活质量为目的。

## 第二节　高血压病人的护理与管理

【考点 1】高血压的病因：肥胖、钠盐摄入过多、过量饮酒、遗传因素、社会心理因素等。

★【考点 2】高血压以并发心、脑、肾、眼底损害较多见。

【考点 3】高血压运动频率：每周 3~5 次，每次持续 20~60 min。

★【考点 4】监测血压应在服降压药后 2~6 h 测血压。血压稳定者可每周监测 1 次，血压波动的病人每周测量 2~3 次，必要时每天测量。

★【考点 5】35 岁以上者每 6 个月至少监测 1 次血压。

## 第三节　脑卒中病人的护理与管理

【考点 1】出血性脑血管疾病最常见、最主要的原因是高血压脑动脉硬化。

★★【考点 2】脑血管病中各疾病症状表现及体征比较。

| 鉴别点 | TIA | 脑血栓 | 脑栓塞 | 脑出血 | 蛛网膜下腔出血 |
|---|---|---|---|---|---|
| 好发人群 | 男性较多，50~70 岁甚至 70 岁以上 | 50 岁以上；多伴动脉硬化者 | 年龄不一。先心病、室壁瘤病史以中青年为主；冠心病、大动脉病变以老年为主 | 50~60 岁居多；多伴有高血压和动脉硬化病史 | 各年龄组，40~70 岁较多见 |
| 起病 | 发病突然、短暂、一般 5~30 min 缓解；反复发作 | 有头晕、头痛、半身麻木前驱症状；多在安静休息或睡眠中发作 | 起病急骤，多无前驱症状，症状在数秒达到高峰 | 起病突然，少数有头痛、眩晕、短暂肢体活动障碍等前驱症状。多在情绪紧张、用力时发病。病情在数分钟至数小时内发展至高峰 | 起病急骤，突然用力或兴奋 |

续表

| 鉴别点 | TIA | 脑血栓 | 脑栓塞 | 脑出血 | 蛛网膜下腔出血 |
|---|---|---|---|---|---|
| 临床表现 | 有阵发性眩晕、恶心、呕吐，一过性遗忘，一侧脑神经麻痹、对侧肢体瘫痪或感觉障碍、失语等 | 部分有意识障碍，可出现相应动脉支配的神经功能障碍、一侧肢体瘫、感觉障碍、失语等 | 局限性抽搐、偏盲、偏瘫、偏身感觉障碍、失语，重者昏迷、死亡 | 颅内压升高症状：突然头痛、呕吐等；局灶神经受损体征：偏瘫、失语、意识障碍、大小便失禁 | 以剧烈头痛为主要特征，伴呕吐、面色苍白、出冷汗、意识障碍 |
| 诊断要点 | 突然起病；短暂的局灶性脑或视网膜缺血症状，多在1 h内缓解；反复发作 | 高龄，多伴动脉硬化病史、TIA史；数小时至1~2天症状达高峰 | 多伴有心脏病史，突起偏瘫、一过性意识障碍症状，可伴有抽搐 | 40岁以上高血压病人；情绪激动或用力诱因；起病急、进展迅速；多有头痛、呕吐、高颅压症状 | 活动或激动时突然出现头痛、呕吐，脑膜刺激征阳性 |

【考点3】缺血性脑血管疾病急性期血压应控制在比平时高，在发病3天内不要将血压降低到正常高限(140/90 mmHg)以内，3天后高血压按一般治疗原则处理。

★【考点4】肝素：防止血栓继续发展。临床常用肝素50 mg静注，加入500 mL生理盐水中静滴，24~48 h维持。但抗凝时有并发出血的不良反应，伴有出血性梗死和高血压者禁用抗凝治疗。

【考点5】出血性脑血管疾病一般不用降压药，以免血压过低而导致脑血流量不足，血压超过220/120 mmHg时，适量用温和降压药。

★★【考点6】急性期卧床休息，脑出血者床头抬高15°~30°；蛛网膜下腔出血者卧床休息 4~6 周，复发者延长至 8 周。

【考点 7】应用抗凝和溶栓治疗时，注意严格掌握药物剂量并观察出血倾向。

【考点 8】脑卒中发病后 3 个月是功能恢复的关键。

## 第四节　冠心病病人的护理与管理

★【考点 1】心肌梗死病人急性期绝对卧床休息 1~3 天，第 4 天以后协助病人床上洗漱、关节缓慢运动。必要时给予 2~4 L/min 氧气持续吸入。

★【考点 2】冠心病止痛：①舌下含服硝酸甘油，3~5 min 后疼痛不缓解，可再服 1 片，效果不佳者可遵医嘱给予静脉滴注硝酸甘油，并注意滴速，观察血压变化；②剧烈疼痛者应遵医嘱注射吗啡 5~10 mg。

## 第五节　糖尿病病人的护理与管理

【考点 1】磺脲类：主要作用是刺激胰岛素分泌，适用于有一定胰岛功能，经饮食控制效果不佳的 2 型糖尿病病人。

【考点 2】双胍类：可促进外周组织摄取葡萄糖，加速无氧糖酵解和抑制糖异生，适用于症状轻、肥胖型糖尿病病人。

★★【考点 3】胰岛素：适用于 1 型糖尿病、伴急性并发症、合并重症感染、需手术的围手术期病人、2 型糖尿病治疗效果不佳者。

★【考点 4】糖尿病病人的运动强度以最大耗氧量的 50%~70% 为宜，运动时的心率＝170－年龄。

【考点 5】2 型糖尿病病人一经确诊，往往以饮食及运动治疗为开始，而 1 型糖尿病病人首先应进行饮食及胰岛素治疗。

【考点 6】心血管病变是糖尿病患者的主要死亡原因。（2022-A1）

## 第六节　慢性阻塞性肺疾病病人的护理与管理

★★【考点 1】COPD 氧疗：坚持每日 15 h 以上低流量持续吸氧，氧流量为 1~2 L/min 或氧浓度为 25%~29%，维持 $PaO_2$ 在 60 mmHg 以上。

【考点2】氧疗有效的指标为病人呼吸困难减轻、呼吸频率减慢、发绀减轻、心率减慢、活动耐力增加。

★【考点3】胸部叩击：在引流部位的胸壁上叩击 30~45 s，按压病人胸部，嘱病人深呼吸并进行震颤，连续 3~5 次。

★★【考点4】缩唇式呼气训练：缓慢地深吸气后，将口唇缩成吹笛子状，用力将气体自口中缓慢呼出，呼吸时间比为 (2~3)∶1。

## 第七节　消化性溃疡病人的护理与管理

★【考点1】常用抑酸药。①抗酸药：如复方氢氧化铝片等，每日 3~4 次口服。②组胺 $H_2$ 受体拮抗药：如雷尼替丁 300 mg、法莫替丁 40 mg 等，分 2 次服用或夜间 1 次服用。③质子泵抑制药：奥美拉唑 20~40 mg，每日 1 次。

【考点2】治疗疗程：胃溃疡需 6~8 周，十二指肠溃疡需 4~6 周，吸烟及老年病人可延长至 8~12 周。

## 第八节　恶性肿瘤病人的护理与管理

【考点1】肺癌：典型症状是咳嗽、痰中带血、胸痛、气促。

★【考点2】食管癌：早期无吞咽困难，有哽咽感、食管内异物感，随病情加重出现进行性吞咽困难。

【考点3】胃癌：进展期上腹不适、胀满、上腹痛进行性加重。

★【考点4】肝癌：右上腹部持续性胀痛或钝痛(肝区痛)。

【考点5】直肠癌：里急后重、频繁便秘、腹泻、肛门下坠感等直肠刺激征。

★★【考点6】乳腺癌：早期可表现为无痛、单发、质硬、不光滑、不易推动的乳房肿块。

【考点7】宫颈癌：最早期的表现多是接触性出血和白带增多。

【考点8】化疗护理：发现药物外渗现象，立即更换注射部位并对局部行普鲁卡因封闭。

| 第六章 |

## 社区常见精神障碍病人的护理与管理

> **考情分析**：本章重点考查第二节内容，主要题型为 A1、A2 型题。其中 2023 年占 1 分。

### 第一节　精神障碍概述

★【考点 1】自缢处理：立即将病人放平，保持仰卧位，颈部伸直，托起下颌，用舌钳拉出舌头，以防舌后坠堵塞气道。

★【考点 2】噎食处理：立即停止进食，窒息早期置病人侧卧，头低 45°，用手拍击胸背，协助病人吐出食物；若病人处于窒息状态，应将病人置仰卧位，肩下垫高，颈部伸直，使气管位置尽量接近于表面皮肤，送医院进一步处理。

### 第二节　精神分裂症病人的护理与管理

【考点 1】精神分裂症是一组病因未明的常见精神疾病，多起病于青壮年，常缓慢起病，可以引起感知觉、思维、情感、行为等多方面的精神活动障碍及精神活动本身的不协调并与周围环境脱离。

★【考点 2】精神分裂症的特征性症状：思维联想障碍、情感障碍、意志行为障碍。

★【考点 3】精神分裂症药物治疗一般原则：早期、足量、足疗程、单一用药、个体化用药。维持剂量通常为巩固治疗期间剂量的 1/2 ~ 1/3。

【考点 4】精神分裂症的药物治疗程序与时间：急性治疗期（4 ~ 6 周）、

巩固治疗期(至少 6 个月)和维持治疗期。

## 第三节　失智病人的护理与管理

【考点 1】阿尔茨海默病(AD)是一种中枢神经系统的原发退行性变性疾病，常起病于老年期或老年前期，多缓慢起病。

★【考点 2】AD 早期突出症状或核心症状是记忆障碍。

【考点 3】脑血管所致痴呆(VD)的临床表现：早期症状(脑衰弱综合征、轻度认知障碍)、局灶性神经系统症状及体征(左大脑半球病变出现失语、失用、失读、失写、失算；Binswanger 型脑病出现假性延髓性麻痹症；大面积脑梗死抢救后遗有严重的神经症状和体征)、智能损害、精神障碍性症状。

★【考点 4】AD 的治疗：改善认知功能常用多奈哌齐、美金刚。

## 第四节　抑郁症病人的护理与管理

【考点 1】抑郁症的核心症状：情绪低落、兴趣缺乏和快感丧失。

★【考点 2】抑郁症的主要症状是焦虑，最危险的症状是自杀观念和行为。

## 第五节　使用酒精所致精神和行为障碍病人的护理与管理

★★【考点 1】戒断综合征：长期大量饮酒者突然停饮或骤然减少饮酒量而产生的一系列精神和躯体症状。一般发生在酒量减少或断酒后 6~8 h，高峰为 24 h，持续 1 周左右。

【考点 2】病理性醉酒：出现极度兴奋、紧张、恐惧、攻击和危害行为；常伴有幻觉、妄想；一般持续数小时或 1 天，醒后对发作经过不能回忆。

★【考点 3】柯萨可夫精神病综合征：长期饮酒引起的酒中毒性脑病之一，临床以严重的近记忆力障碍、遗忘、错构及定向力障碍为主。

【考点 4】痉挛发作时，就地平卧，取下义齿，放牙垫于上下白齿之间，用手托起下颌。

| 第七章 |

# 社区常见传染病病人的护理与管理

> **考情分析**：本章重点考查第一、三节内容，主要题型为 A1 型题，2022 年占 1 分，2023 年占 3 分。

## 第一节　概述

【考点1】传染病流行过程的基本条件：传染源、传播途径、人群易感性。

★【考点2】传染病的报告要求：发现甲类传染病和乙类传染病中的肺炭疽、传染性非典型肺炎等按照甲类管理的传染病人或疑似病人时，应于 2 h 内将传染病报告卡通过网络报告；发现其他乙、丙类传染病病人、疑似病人和规定报告的传染病病原携带者在诊断后，应于 24 h 内进行网络报告。（2023-B）

## 第二节　手足口病病人的护理与管理

【考点1】手足口病是由肠道病毒引起的一种常见传染病，以柯萨奇病毒 A16 型和肠道病毒 71 型最为常见。

★【考点2】手足口病主要发生在 5 岁以下的儿童，表现为手、足、臀部出现斑丘疹、疱疹，疱内液体较少，呈离心性分布。

【考点3】手足口病目前尚无特效抗病毒药物和特异性治疗手段，主要采取对症治疗。

## 第三节　肺结核病人的护理与管理

【考点 1】肺结核分原发型、血行播散型、浸润型肺结核。

★【考点 2】结核病人所用卧具每日在阳光下曝晒 2 h。

## 第四节　细菌性痢疾病人的护理与管理

★★【考点 1】急性菌痢。

1. 普通型：起病急，高热伴发冷寒战，出现腹痛、腹泻、里急后重。大便初为稀便，而后转为黏液脓血便。腹痛多于便前加重，便后暂时缓解。体检常有左下腹部压痛，肠鸣音亢进。自然病程为 1~2 周。

2. 轻型：全身症状轻，不发热或低热，排稀便，每日 3~5 次，有黏液但无脓血，无明显里急后重。

3. 中毒型：起病急骤，高热，体温在 40℃以上，反复惊厥、嗜睡、昏迷，可迅速发生呼吸衰竭及休克。多见于 2~7 岁的儿童。

【考点 2】细菌性痢疾"三管一灭"：饮水、食物、粪便的卫生管理及灭蝇。

★【考点 3】细菌性痢疾消化道隔离：隔离至临床症状消失、粪便培养连续 2 次阴性。粪便消毒处理至症状消失后 1 周。

## 第五节　病毒性肝炎病人的护理与管理

★【考点 1】黄疸型肝炎的病程分期：①黄疸前期，突出症状为食欲不振、恶心、呕吐、上腹部不适、腹胀、乏力等；②黄疸期，巩膜和皮肤出现黄疸；③恢复期。

【考点 2】病毒性肝炎的治疗原则：以适当休息、合理营养为主，药物疗法为辅。

【考点 3】急性甲型肝炎隔离期为起病后 3 周，乙型肝炎病人隔离至HBsAg 转阴。

★★【考点 4】急性肝炎病人经住院治疗出院后仍需休息 1~3 个月，恢复工作后定期复查 1~3 年。慢性肝炎病人待症状消失，肝功能正常 3 个月以上，可恢复其原来工作，但需随访 1~2 年。

【考点5】病毒性肝炎病人的排泄物、分泌物应放在有消毒剂（5%漂白粉）的有盖容器中浸泡约 1 h 后，再处理。

★【考点6】保护易感人群。①主动免疫：注射甲型肝炎、乙型肝炎减毒活疫苗。②被动免疫：甲型肝炎病人的接触者可在接触感染后 7~10 天接种人血清或胎盘球蛋白；新生儿在接种乙型肝炎疫苗的同时，可联合使用高滴度抗 HBV IgG 注射。

## 第六节　艾滋病病人的护理与管理

★【考点1】艾滋病的潜伏期为 2~10 年。HIV 侵入人体后可分为 4 期：急性感染期、无症状感染期、艾滋病前期、艾滋病期。

【考点2】艾滋病治疗的关键是早期抗病毒治疗。

## 第七节　梅毒病人的护理与管理

★【考点1】梅毒的临床表现。

一期梅毒：下疳常单发于外生殖器部位，初为丘疹、硬结或浸润性红斑，继之发生轻度糜烂或形成浅在性溃疡，无脓性分泌物，不痛不痒。

二期梅毒：特征性表现是皮肤、黏膜的梅毒疹，以斑疹（玫瑰疹）最常见。

三期梅毒：损害不仅限于皮肤黏膜，还可侵犯任何内脏器官或组织。

【考点2】梅毒治疗首选青霉素，青霉素过敏者可改用多西环素。（强力霉素）

★★【考点3】早期梅毒治疗后定期随访 2~3 年，第 1 年每 3 个月检查 1 次，第 2 年每 6 个月检查 1 次，第 3 年年末检查 1 次，如一切正常可停止观察。（2023-A1）

【考点4】梅毒的病原体为苍白螺旋体，对外界环境抵抗力弱。离体后一般 1~2 h 死亡。（2022-A2）

# | 第八章 |

# 社区急重症病人的现场急救和转诊

> **考情分析**：本章重点考查第二、六节内容，主要题型为 A1、A3、A4 型题。其中 2022 年占 1 分，2023 年占 1 分。

## 第一节　社区现场急救概述

★【考点】社区现场急救的基本原则为先排险后施救，先重伤后轻伤，先施救后运送，急救与呼救并重，转送与监护急救相结合，紧密衔接、前后一致。

## 第二节　心脏骤停病人的急救

★【考点1】心脏骤停的典型三联征：突发意识丧失、呼吸停止和大动脉搏动消失。

★★【考点2】成人按压法：施救者按压病人胸骨中下部，使胸骨下陷 5~6 cm，频率为 100~120 次/min。心肺复苏按压通气比例，成人（单人或双人）、儿童和婴儿（单人）为 30∶2，儿童和婴儿（双人）为 15∶2。

## 第三节　昏迷病人的急救

★★【考点】昏迷程度及表现。

| 昏迷程度 | 临床表现 |
|---|---|
| 浅昏迷 | 呼唤无应答，对强烈的疼痛性刺激有反应，角膜反射、瞳孔对光反射、眼球运动、吞咽反射存在 |
| 中度昏迷 | 对剧烈刺激出现防御反射，腱反射亢进，角膜反射减弱，瞳孔对光反射迟钝 |
| 深昏迷 | 意识完全丧失，对各种刺激均无反应 |

## 第四节　严重创伤病人的急救

【考点】控制外出血：压迫法、肢体加压包扎、止血带或器械迅速控制伤口大出血，以免失血过多而致休克或死亡。

## 第五节　中毒病人的急救

【考点1】若毒物性质不明，则应以清水或淡盐水冲洗为宜，不宜用热水。

★★【考点2】洗胃：一般在服毒后6 h内洗胃最有效。洗胃时，病人取左侧卧位，头低位并转向一侧，以免溶液误入气管内。昏迷病人取去枕仰卧位，头转向一侧。

★【考点3】吞服强腐蚀性毒物的病人，插胃管时易引起胃穿孔，一般不宜洗胃。食管静脉曲张病人不宜洗胃。惊厥病人插胃管可诱发惊厥，昏迷病人洗胃应慎重。

★★【考点4】常见中毒的洗胃溶液和禁忌药物。（2022-A2）

| 毒物种类 | 洗胃溶液 | 禁忌药物 |
|---|---|---|
| 氰化物 | 饮 3% 过氧化氢溶液催吐；1∶15000~1∶20000 高锰酸钾溶液 | 活性炭 |

续表

| 毒物种类 | 洗胃溶液 | 禁忌药物 |
|---|---|---|
| 敌敌畏 | 1%盐水；2%~4%碳酸氢钠溶液；1∶15000~1∶20000 高锰酸钾溶液 | |
| 乐果 | 2%~4%碳酸氢钠溶液 | 高锰酸钾 |
| 敌百虫 | 1%盐水或清水；1∶15000~1∶20000 高锰酸钾溶液 | 碱性药物 |
| 巴比妥类（安眠药） | 1∶15000~1∶20000 高锰酸钾溶液；硫酸钠导泻 | 硫酸镁 |
| 异烟肼 | 1∶15000~1∶20000 高锰酸钾；硫酸钠导泻 | |
| 吗啡、洋地黄 | 5%硫酸钠溶液 | |
| 灭鼠药（磷化锌） | 1∶15000~1∶20000 高锰酸钾溶液；0.1%硫酸铜溶液洗胃 | 牛奶、蛋清、脂肪或其他油类食物 |

## 第六节　烧（烫）伤病人的急救

【考点1】大量强酸、强碱烧伤，立即脱去被污染、浸渍的衣服，并用大量流动清水冲洗烧伤局部，冲洗时间应在 20 min 以上。

★★【考点2】呼吸功能障碍、合并颅脑损伤者及婴儿应禁用吗啡类止痛剂。

## 第七节　气道异物梗阻病人的急救

★【考点1】气道异物梗阻的临床表现：气道部分梗阻者，病人有刺激性咳嗽、反射性呕吐、呼吸困难或者咳嗽弱而无力；气道完全梗阻者，病人出现不能咳嗽，不能说话，不能呼吸，面色转为灰暗、发绀。

★★【考点2】出现气道异物梗阻时，立即采用海姆立克手法进行急救。

【考点3】立位腹部冲击法：适用于神志清楚的成年病人。病人取立位，弯腰头部前倾；施救者站于病人身后，一足置于病人双足之间，用双臂环抱病人腰部，一手握拳，以拇指侧紧顶住病人腹部正中线肚脐略向上方，远离剑突尖，另一手紧握该拳，用力快速向内、向上冲击腹部，反复冲击直至异物排出。

# | 第九章 |
# 社区康复护理

**考情分析**：本章重点考查第二节内容，主要题型为 A1 型题。其中 2022 年占 1 分。

## 第一节　社区康复护理概述

【考点1】社区康复护理：以家庭为单位，以健康为中心，以人的生命为过程。

★【考点2】社区康复的对象：病伤残者、老年人、亚健康状态者。

★★【考点3】伤残三级预防：①一级预防，预防一切可能导致伤残疾病发生的原因；②二级预防，早期发现、早期诊断、早期治疗；③三级预防，限制或逆转已经存在的疾病或损伤的影响。

## 第二节　常用康复护理评估方法

【考点1】日常生活活动（ADL）能力评定：Barthel 计分法将总分在 60 分以上划为轻度残疾，但生活基本自理；40~60 分为中度残疾，生活需要帮助；20~40 分为重度残疾，生活需很大帮助；20 分以下为完全残疾，生活完全依赖。

【考点2】Barthel 指数评定内容及记分法。

单位：分

| 项目 | 自理 | 稍依赖 | 较大依赖 | 完全依赖 |
|---|---|---|---|---|
| 进食 | 10 | 5 | 0 | 0 |
| 洗澡 | 5 | 0 | 0 | 0 |
| 修饰 | 5 | 0 | 0 | 0 |
| 穿衣 | 10 | 5(偶尔能控制) | 0 | 0 |
| 控制大便 | 10 | 5(偶尔能控制) | 0 | 0 |
| 控制小便 | 10 | 5 | 0 | 0 |
| 上厕所 | 10 | 5 | 0 | 0 |
| 床椅移动 | 15 | 10 | 5 | 0 |
| 平地走 45 m | 15 | 10 | 5(或用轮椅) | 0 |
| 上下楼梯 | 10 | 5 | 0 | 0 |

★★【考点 3】MMT 分级法评定标准。

| 分级/级 | 评分标准 | 正常肌力/% |
|---|---|---|
| 0 | 无可测知的肌肉收缩 | 1 |
| 1 | 有轻微肌肉收缩，但不能引起关节活动 | 10 |
| 2 | 解除重力的影响，能完全关节活动范围的活动 | 25 |
| 3 | 能抗重力完成关节全范围运动，但不能抗阻力 | 50 |
| 4 | 能抗重力及轻度阻力，完全关节全范围运动 | 75 |
| 5 | 能抗重力及最大抗阻力，完成关节全范围运动 | 100 |

【考点 4】关节活动范围(ROM)：关节的运动弧度或关节的远端向近端运动，远端骨所达到的最终位置与开始位置之间的夹角，即远端骨所移动的度数。

【考点 5】踏车试验：坐位或卧位下，在固定的功率车上进行运动，可增加踏车阻力，调整运动负荷。

★【考点 6】手摇车运动试验适用于下肢功能障碍者。

★【考点7】肺活量：正常成年男性约为 3500 mL，女性约为 2500 mL。

【考点8】肺总(容)量：肺活量与残气量之和。正常成年男性约 5000 mL，女性约为 3500 mL。

【考点9】用力肺活量(FVC)：正常人 3 s 内可将肺活量全部呼出，第 1 s、第 2 s、第 3 s 所呼出量占 FVC 的百分率分别为 83%、96%、99%。

★★【考点10】呼吸困难分级。

| 分级/级 | 气流受阻程度 | FEV1 占预计值百分比/% |
|---|---|---|
| Ⅰ | 轻度 | ≥80% |
| Ⅱ | 中度 | 50%~79% |
| Ⅲ | 重度 | 30%~49% |
| Ⅳ | 极重度 | 30% |

## 第三节　常用康复护理技术

【考点1】床上进餐时宜选择坐位或半坐位，若病人无法坐起，应采取健侧在下的侧卧位。

★★【考点2】偏瘫病人穿衣应先穿患肢，脱衣服先脱健肢。

【考点3】拐杖长度应按病人的身高及上肢长度而定，即拐杖末端着地与同侧足尖中位距离 15 cm，上臂外展与人体中轴线之间的角度为 30°。

★【考点4】双拐行走训练：将两拐置于足趾前外侧 15~20 cm，屈肘 20°~30°，双肩下沉，将上肢的肌力落在拐杖的横把上。

【考点5】病人从床主动转移到轮椅时，轮椅置于病人健侧，朝向床尾，与床成 30°~45°，竖起脚踏板。

【考点6】主动训练：适用于能完成自主运动的病人。多以关节屈伸活动为主的活动。

【考点7】冠心病Ⅲ期康复护理：有氧运动、运动量(康复护理的核心，每周总运动量为 700~2000 kcal)、运动强度(60%~80%最大心率，运动时间每次 10~60 min，训练频率每周 3~5 次)。

【考点 8】胸部叩击时，五指并拢，掌心空虚，呈杯状，频率为 80～100 次/min，每一部位叩击 2~5 min。

# | 第十章 |

# 社区临终病人关怀与护理

**考情分析**：本章重点考查第二节内容，主要题型为 A1 型题。其中 2022 年占 1 分。

## 第一节　临终关怀概述

【考点】临终护理的原则：照护为主、注重心理、适当治疗、关心家属。

## 第二节　临终病人的特点

★【考点 1】临终病人的生理特点。

1.循环功能衰竭：脉搏细速、不规则或测不到，心尖搏动往往最后消失；血压逐渐降低，甚至测不到；皮肤苍白、湿冷、大量出汗；四肢发绀、瘀点。

2.呼吸困难：呼吸表浅、频率或快或慢，张口呼吸、潮式呼吸 或间停呼吸。

3.胃肠蠕动减弱：食欲不振、恶心、呕吐、腹胀、口渴、脱水等。

4.肌张力丧失：不能进行自主的身体活动；无法维持良好、舒适的功能体位；还可能出现吞咽困难、大小便失禁。

【考点 2】临终病人的心理特点：否认阶段、愤怒阶段、协议阶段、抑郁阶段、接受阶段。

【考点 3】临终患者协议阶段：患者承认已患绝症的现实，乞求治疗，以延长生命。（2022-A2）

# 第三节　临终病人及家属的护理

★★【考点】三级阶梯药物镇痛方案。

| 疼痛等级 | 疼痛描述 | 镇痛方案 |
|---|---|---|
| 0 级 | 无疼痛 | 无须处理 |
| 1 级 | 有疼痛，可以忍受，不影响睡眠 | 非麻醉药物：阿司匹林、匹米诺定 |
| 2 级 | 疼痛明显，不能忍受，影响睡眠 | 弱麻醉药物：可待因、布桂嗪、曲马多 |
| 3 级 | 疼痛剧烈，不能忍受，严重影响日常活动 | 强麻醉药物：吗啡、哌替啶 |

做题是巩固知识的必要环节，能有效提升通过率。

易哈佛 CEO：小麦

微信扫描二维码
进入 VIP 题库做题

第六篇

护理健康教育学

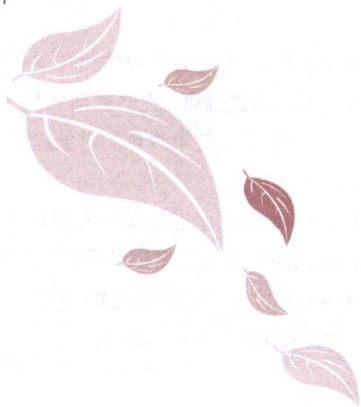

# | 第一章 |

# 健康教育与健康促进

> **考情分析**：本章主要题型为 A1 型题。其中 2021 年占 2 分，2022 年占 3 分。

★★【考点1】健康教育的目的是消除或减轻影响健康的危险因素，预防疾病，促进健康，提高生活质量。（2021-A1，2022-A1）

【考点2】学校健康教育的对象包括学龄前儿童，中、小学生及大学生。（2022-A1）

【考点3】健康促进是促使人们维护和提高他们自身健康的过程，是协调人类与环境的战略，它规定个人与社会对健康各自所负的责任。

★★【考点4】健康促进的 3 个基本策略：倡导、增强能力与协调。（2021-A1）

| 第二章 |

# 人类行为与健康相关行为

> **考情分析**：本章重点考查第一节内容，主要题型为 A1 型题。其中 2021 年占 9 分，2022 年占 15 分，2023 年占 14 分。

## 第一节　人类行为的基本概念

【考点 1】行为：指内外环境刺激下有机体为适应环境所产生的反应，也是有机体为维持个体生存和种族延续，在适应不断变化的环境中所做出的反应。

★【考点 2】行为的基本要素：即行为主体、行为客体、行为环境、行为手段和行为结果。（2023-A1）

【考点 3】人类的行为分为本能行为和社会行为。

★【考点 4】人类的本能行为由人的生物性所决定，是人类的最基本行为，如摄食行为、性行为、躲避行为、睡眠等。（2021-A1，2022-A1）

【考点 5】人类行为的特性：目的性、可塑性、差异性。

【考点 6】人类行为的适应形式：反射、自我控制、调适、顺应、应对、应激。

【考点 7】人体通过"反射弧"对外界刺激做出反应的方式称反射，最基本的反射与本能行为相联系。（2022-A1）

★★【考点 8】人类行为的发展过程。

1. 被动发展阶段：0~3 岁，主要依靠遗传和本能的力量。

2. 主动发展阶段：3~12 岁，有明显的主动性，好攻击，易激惹。

（2022-B，2023-A1）

3. 自主发展阶段：自 12~13 岁起延续至成年，综合认识，调整自己的行为。（2022-A1、B，2023-A1）

4. 巩固发展阶段：成年后，持续终生，此阶段的行为已基本定型。（2021-A1）

【考点9】通过不断的学习及受环境的影响，人类的行为不断发展变化，这就是人类行为的可塑性。（2023-A1）

【考点10】人的行为指向的目标即行为客体。（2023-A1）

## 第二节　影响行为的因素

【考点1】人类的行为受到遗传因素、环境因素及学习因素的影响。

★【考点2】环境因素分为自然环境和社会环境，包括生态环境、人文地理、医疗卫生、风俗信仰、教育环境、制度与法规、经济基础、事物发展规律、意外事件等。

【考点3】学习方式包括模仿(通过无意模仿获得日常生活行为)，有意模仿如演员的举止(崇拜、羡慕的行为)，强迫模仿如队列训练(规定行为)。（2023-A1）

## 第三节　健康相关行为

★★【考点1】促进健康行为的特点：有利性、规律性、和谐性、一致性、适宜性。（2021-A1，2023-A1）

★【考点2】日常健康行为指日常生活中有益于健康的行为，如合理营养、充足睡眠、适量运动等。

★【考点3】致病性行为模式：可导致特异性疾病发生的行为模式，如 A 型行为模式与冠心病的发生密切相关，C 型行为模式与肿瘤的发生有关等。（2023-A1）

【考点4】违规行为指违反道德规范、法律法规并危害健康的行为，如药

物滥用、性乱等。（2022-A1、B）

【考点5】不良疾病行为指个体从感知到自身患病，再到疾病康复过程中所表现出来的不利于疾病治疗和健康恢复的行为，如恐病、瞒病、不遵医嘱、讳疾忌医等。（2022-B，2023-A1）

【考点6】日常危害健康行为指职业活动、日常生活中危害健康的行为、习惯，如吸烟、酗酒、缺乏体育锻炼等。（2022-A1、B）

【考点7】戒除不良嗜好行为指自觉抵制、戒除不良嗜好的行为，如不酗酒、不滥用药物、戒烟等。（2022-A1）

【考点8】保健行为指正确利用卫生资源，维护自身健康的行为，如定期体检、预防接种、及时就医、遵医嘱等行为。（2023-B）

【考点9】避开有害环境行为指避免暴露于有害健康危险因素的行为，如离开污染环境、积极应对各种紧张生活事件等。（2023-B）

【考点10】预警行为指对可能发生的有危害的预防性行为及事故发生后的正确处置行为，如驾车时使用安全带、事故发生后的自救和他救行为等。（2023-B）

## 第四节　健康相关行为改变理论

★★【考点】知信行模式将人类行为的改变分为获取知识、产生信念及形成行为 3 个连续过程，即知识—信念—行为。知识是基础，信念是动力，行为的产生和改变是目标。（2021-A1，2022-A1，2023-A1）

| 第三章 |

# 健康传播的方法与技巧

**考情分析**：本章重点考查第二、四节内容，主要题型为 A1、B 型题。其中 2021 年占 12 分，2022 年占 8 分，2023 年占 12 分。

## 第一节　健康传播的基本概念

★【考点 1】传播是一种社会性传递信息的行为，是个体之间、集体之间及个体与集体之间交换、传递新闻、事实、意见的信息过程。

【考点 2】传播的要素：传播者、受传者、信息与讯息、传媒媒介、传播效果。

【考点 3】传播分类：人际传播、群体传播、大众传播、组织传播、自我传播。

★★【考点 4】大众传播是指职业性传播机构通过广播、电视、电影、报刊、图书等大众传播媒介向范围广泛、为数众多的社会人群传递信息的过程。

【考点 5】群体传播是指组织以外的小群体（非组织群体）的传播活动。（2023-B）

★【考点 6】自我传播又称人内传播，是指个人接受外部信息后，在头脑中进行信息加工处理的过程。（2023-B）

【考点 7】人际传播又称亲身传播，是人与人之间面对面直接的信息交流，是建立人际关系的基础，是共享信息的最基本传播形式。（2023-B）

【考点 8】组织传播是组织或组织内部成员之间的信息交流，是有组织、有领导进行的有一定规模的信息传播。（2023-B）

## 第二节　人际传播

【考点 1】人际传播的特点：全身心的传播、以个体化信息为主、反馈及时。

★【考点 2】常用的人际传播形式：咨询、交谈、劝服、指导。（2022-A1）

★★【考点 3】人际传播的提问技巧。（2021-A1，2023-A1）

1. 封闭式提问：适用于收集简明的事实性资料。

2. 开放式提问：适用于了解对方真实的情况。

3. 探索式提问：适用于对某一问题的深入了解。

4. 偏向式提问：适用于提示对方注意某事的场合。

5. 复合式提问。

【考点 4】否定性反馈：发现对方不正确的言行或存在的问题时，应先肯定对方值得肯定的一面，然后以建议的方式指出问题的所在，使对方保持心理上的平衡，易于接受批评和建议。

★【考点 5】非语言传播技巧：动态体语（如注视、点头、手势等）、仪表形象（如服饰、体态、姿势等）、同类语言（如语音、语调、节奏、鼻喉音等）、时空语（如时间、环境、交往气氛等）。（2023-B）

【考点 6】模糊性反馈多用于需要暂时回避对方敏感问题或难以回答的问题，做出无明确态度和立场的回答。（2022-A1）

【考点 7】咨询是指针对前来咨询者的健康问题，答疑解难，帮助其澄清观念，做出决策。（2022-A1）

【考点 8】劝服指针对教育对象存在的健康问题，说服其改变不正确的健康态度、信念及行为习惯。（2023-A1）

## 第三节　群体传播

★【考点 1】小组讨论的步骤：明确讨论主题、组成小组、选择时间和地点、排列座位。

【考点2】小组讨论的人数一般以 6~10 人为宜，时间一般掌握在 1 h 左右。（2023-A1）

## 第四节　影响健康传播效果的因素及其相应对策

【考点1】传播者是健康信息传播的主体，具有收集、制作与传递健康信息，处理反馈信息，评价传播效果等多项职能。

★【考点2】健康信息应具有符号通用、易懂，科学性，针对性，指导性等特点。（2021-A1，2022-A1）

★【考点3】常用的健康传播途径：①电子媒介传播，包括电影、电视、广播、录像、幻灯、投影等；②口头传播，如演讲、报告、座谈、咨询等；③形象传播，如图片、标本、食物、模型等；④文字传播，如报刊、图书、传单等。（2021-A1，2022-A1，2023-A1）

【考点4】选择传播途径的原则：准确性原则、针对性原则、速度快原则、经济性原则。

★★【考点5】受者的心理特点：求真、求新、求短、求近。（2021-A1）

# | 第四章 |

# 健康教育的步骤

> **考情分析**：本章重点考查第一、三节内容，主要题型为 A1、B 型题。其中 2021 年占 6 分，2022 年占 8 分，2023 年占 3 分。

## 第一节　健康教育诊断

【考点 1】健康教育诊断的基本步骤：社会诊断、流行病学诊断、行为诊断、环境诊断、教育诊断(倾向因素、促成因素、强化因素)、管理与政策诊断。

★【考点 2】行为诊断的主要目的是确定导致目标人群疾病或健康问题发生的行为危险因素。

★★【考点 3】高可变性行为：①正处在发展时期或刚刚形成的行为；②与文化传统或传统的生活方式关系不大的行为；③在其他计划中已有成功改变的实例的行为；④社会不赞成的行为。(2023–A1)

【考点 4】低可变性行为：①形成时间已久的行为；②深深植根于传统的生活方式或文化传统 之中的行为；③既往无成功改变实例的行为。(2022–A1)

【考点 5】社会诊断是从分析广泛的社会问题入手，了解健康问题与社会问题的相关性。(2022–A1)

【考点 6】流行病学诊断的主要任务是要客观地确定目标人群的主要健康问题，以及引起健康问题的环境因素和行为因素。(2022–A1)

## 第二节　健康教育计划与干预

★★【考点1】在确定优先项目时，应遵循重要性原则和有效性原则。

【考点2】干预方案的内容：目标人群、干预策略、干预活动的内容、方法、日程及人员培训、评价计划等。

【考点3】计划目标是以计划目的为基础，进一步回答对象、时间、什么或多少等问题。（2023-A1）

## 第三节　健康教育评价

【考点1】评价种类：形成评价、过程评价、效应评价、结局评价、总结评价。

【考点2】过程评价的方法：查阅档案资料、目标人群调查、现场观察。（2021-A1）

★【考点3】效应评价是对目标人群因健康教育项目所导致的相关行为及其影响因素的变化进行评价。（2021-A1）

★★【考点4】效应评价的内容：倾向因素、促成因素、强化因素、健康相关行为。（2021-A1）

【考点5】倾向因素：目标人群的卫生保健知识，健康价值观，对某一健康相关行为或疾病的态度，对自身易感性、疾病潜在威胁的认识等。

★【考点6】霍桑效应：人们在得知自己正在被研究和观察而表现出的行为异乎寻常的现象。（2021-A1，2022-A1，2023-A1）

★【考点7】回归因素是指由于偶然因素，个别被测试对象的某特征水平过高或过低，但在以后的测试中可能又恢复到原有的实际水平的现象。可采用重复测量的方法以减少回归因素对评价结果正确性的影响。（2022-A1）

【考点8】对健康教育项目实施后所导致的目标人群健康状况及生活质量的变化进行评价属于结局评价。（2022-A1）

| 第五章 |

# 医院健康教育

考情分析：本章主要题型为 A1、A2 型题。其中 2021 年占 1 分，2022 年占 3 分，2023 年占 4 分。

★★【考点1】医院健康教育是以病人为中心，其目的是防治疾病，促进身心康复。（2023-A1）

★【考点2】病人健康教育主要分门诊教育和住院教育。门诊教育侧重于常见病的防治教育。

【考点3】病房教育是指医护人员在病人住院期间进行的健康教育。（2022-B）

★【考点4】病人健康教育程序：评估教育需求、确定教育目标、制订教育计划、实施教育计划、评价教育效果。（2022-A1）

【考点5】健康教育处方指在诊疗过程中，以医嘱的形式对患者的生活方式和行为给予指导。（2022-B，2023-A1）

【考点6】医院健康教育的意义：提高病人依从性；心理治疗；消除致病因素；密切医患关系；降低医疗成本。（2023-A1）

【考点7】评估教育需求的方法主要包括直接评估(与病人接触、谈话)和间接评估(病人的病例、病史等)。（2023-A1）

做题是巩固知识的必要环节，能有效提升通过率。

易哈佛 CEO：小麦

微信扫描二维码
进入 VIP 题库做题

第七篇

医院感染护理学

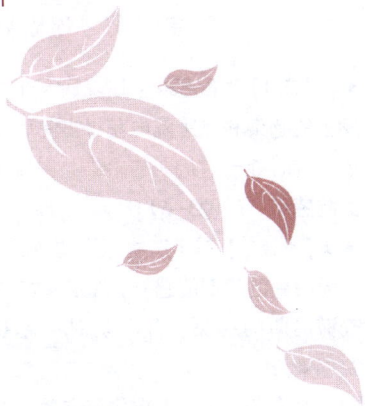

| 第一章 |

# 医院感染护理学绪论

> **考情分析**：本章重点考查第一节内容，主要题型为 A1 型题。其中 2022 年占 1 分，2023 年占 3 分。

## 第一节　医院感染的基本概念

★【考点 1】医院感染：住院病人在医院内获得的感染，包括在住院期间发生的感染和在医院内获得出院后发生的感染，但不包括入院前已存在或入院时处于潜伏期的感染。医院工作人员在医院内获得的感染也属医院感染。（2023-A1）

★★【考点 2】属于医院感染的情况。（2022-A1，2023-A1）

1. 无明确潜伏期的感染，规定入院 48 h 后发生的感染为医院感染；有明确潜伏期的感染，自入院时起超过平均潜伏期后发生的感染为医院感染。

2. 本次感染直接与上次住院有关。

3. 在原有感染基础上出现其他部位新的感染（除外脓毒血症迁徙灶），或在原感染已知病原体基础上又分离出新的病原体的感染。

4. 新生儿在分娩过程中和产后获得的感染。

5. 医务人员在医院工作期间获得的感染。

【考点 3】不属于医院感染的情况。

1. 皮肤黏膜开放性伤口只有细菌定植而无炎症表现。

2. 由于创伤或非生物性因子刺激而产生的炎症表现。

3. 新生儿经胎盘获得(出生后 48 h 内发病)的感染。

4. 病人原有的慢性感染在医院内急性发作。

【考点4】医院感染的研究对象主要为住院病人和医院工作人员。

## 第二节　医院感染的分类与防制

★★【考点1】外源性感染：亦称交叉感染，通常是指病原体来自病人体外，如其他病人、病原携带者，包括医院工作人员及探视者，以及污染的医疗器械、血液制品、病房用物及环境等的医院感染。

【考点2】内源性感染：也称自身感染，引起这类感染的微生物来自病人体内或体表的正常菌群或条件致病菌。

【考点3】医院感染：根据病原体的来源可分为内源性感染和外源性感染。（2023−A1）

# | 第二章 |

# 医院感染的微生物学原理

> **考情分析**：本章重点考查第一节内容，主要题型为 A1 型题。其中 2022 年占 1 分，2023 年占 4 分。

## 第一节　人体正常菌群的分布与作用

【考点】人体正常菌群绝大部分是厌氧菌。（2023-A2）

## 第二节　微生态的平衡与失衡

【考点 1】微生态的平衡是定位、定性、定量 3 个方面的平衡。（2023-A1）

★【考点 2】微生态失衡可表现为原位菌群失调和移位菌群失调。

## 第三节　细菌的定植与定植抵抗力

【考点】细菌定植条件：具有黏附力、适宜的环境、相当的数量。

## 第四节　医院感染中常见的病原体

【考点 1】有活动性金黄色葡萄球菌感染或有大量该菌定植的病人可排出大量细菌，是导致医院内感染的主要感染源。

★★【考点 2】肺炎克雷伯菌是重症监护病房（ICU）最常见的条件致病菌，可通过医务人员的手传播。

★【考点 3】念珠菌感染多发生在长期应用广谱抗菌药物或免疫力低下病人身上，常导致深部感染。

# | 第三章 |

## 医院感染监测

> **考情分析**：本章重点考查第二、三节内容，主要题型为 A1 型题。其中 2021 年占 2 分，2022 年占 3 分，2023 年占 4 分。

## 第一节　医院感染监测的类型

【考点 1】综合性监测是感染控制的先行，是医院感染管理工作的基础。

【考点 2】目标监测包括手术部位感染监测、成人及儿童重症监护病房医院感染监测、新生儿病房医院感染监测、抗菌药物应用与细菌耐药性监测。

## 第二节　医院感染监测方法

★【考点 1】医院感染发病率：在一定时间和一定人群（通常为住院病人）中新发生的医院感染的频率。医院感染发病率（%）= 同期新发医院感染病例数/观察期间危险人群人数×100%。（2023－B）

★★【考点 2】医院感染罹患率：用来统计处于危险人群中新发生医院感染的频率。医院感染罹患率（%）= 观察期间医院感染病例数/观察期间同期暴露于危险因素的人群人数×100%。（2021－A1，2023－B）

★【考点 3】医院感染患病率：在一定的时间或时期内，在一定的危险人群（住院病例）中实际感染（新、老医院感染）例数所占的百分比。医院感染患病率（%）= 同期存在的新旧医院感染病例数/观察期间实际调查的住院病人人数×100%。（2022－A1）

【考点4】医院感染部位发生率：用来统计处于特定部位感染危险人群中新发生该部位医院感染的频率。部位感染发生率(%)＝同期新发生特定部位感染的例数/同期处于该部位医院感染危险的人数×100%。

## 第三节　医院感染暴发流行的调查

【考点1】医院感染暴发是指在某医疗机构或其科室的病人中短时间内发生3例以上同种同源感染病例的现象。(2023-A1)

【考点2】医疗机构经调查证实发生以下情形时，应当于12 h 内向所在地县级地方人民政府卫生行政部门报告，并同时向所在地疾病预防控制报告：①5 例以上疑似医院感染暴发；②3 例以上医院感染暴发。(2023-A2)

★【考点3】医疗机构发生以下情形时，应按照要求在2 h 内进行报告：①10 例以上的医院感染暴发事件；②发生特殊病原体或者新发病原体的医院感染；③可能造成重大公共影响或者严重后果的医院感染。(2022-A1)

| **第四章** |

## 消毒与灭菌

> **考情分析**：本章重点考查第二节内容，主要题型为 A1 型题。其中 2021 年占 8 分，2022 年占 6 分，2023 年占 4 分。

### 第一节　消毒、灭菌的概念

【考点 1】消毒是指清除或杀灭传播媒介上病原微生物，使其达到无害化的处理。

★★【考点 2】灭菌是指杀灭或清除医疗器械、器具和物品上一切微生物的处理，包括细菌繁殖体、芽孢、真菌及真菌孢子。（2022-A1）

【考点 3】重复作用的诊疗器械、器具和物品，使用后应先清洁，后进行消毒或灭菌。

★【考点 4】环境与物体表面：一般情况下先清洁，再消毒；当受到病人的血液、体液等污染时，先去除污染物，后清洁与消毒。

### 第二节　医用物品的消毒与灭菌

★★【考点 1】医用物品的危害程度。（2021-A1，2023-A1）

1.高度危险性物品：进入人体无菌组织、器官、脉管系统或有无菌体液从中流过或接触破损皮肤、黏膜的物品，如手术器械、穿刺针、腹腔镜、活检钳、植入物等。应采用灭菌方法处理。

2.中度危险性物品：与完整黏膜相接触，而不进入人体无菌组织、器官和血流，也不接触破损皮肤、破损黏膜的物品，如胃肠道内镜、气管镜、喉镜、肛表、口表、呼吸机管道、麻醉机管道、压舌板等。

3.低度危险性物品：与完整皮肤接触而不与黏膜接触的器材，如听诊器、血压计袖带、床头柜、被褥、地面、痰盂和便器等。

【考点2】耐高热、耐湿的诊疗器械、器具和物品，应首选压力蒸汽灭菌；耐热的油剂类和干粉类等应采用干热灭菌。（2022-A1，2023-A1）

★★【考点3】压力蒸汽灭菌法。（2021-A1）

1.适用范围：耐热、耐湿诊疗器械、器具和物品的灭菌，不适用于油类和粉剂的灭菌。

2.包装。①灭菌包重量要求：器械包重量不宜超过 7 kg，敷料包重量不宜超过 5 kg；②灭菌包体积要求：下排气压力蒸汽灭菌器不宜超过 30 cm×30 cm×25 cm，脉动预真空压力蒸汽灭菌器不宜超过 30 cm×30 cm×50 cm。

3.物品存放：存放架或柜应距离地面 20~25 cm，距离墙 5~10 cm，距离天花板 50 cm。

4.储存有效期：环境的温度<24℃、湿度<70%时，使用纺织品材料包装的无菌物品的有效期宜为 14 天，未达到环境标准时，有效期宜为 7 天。

【考点4】紫外线消毒：辐射的 253.7 nm 紫外线强度应不低于 70 μW/cm$^2$。灯管吊装高度距离地面 1.8~2.2 m。安装紫外线灯的数量≥1.5 W/m$^3$，照射时间≥30 min。（2023-A1）

★【考点5】化学消毒剂。

1.戊二醛：适用于不耐热诊疗器械、器具与物品的浸泡消毒与灭菌。强化酸性戊二醛使用前应先加入碳酸氢钠，再加亚硝酸盐充分混匀。（2021-A1）

2.过氧乙酸：适用于耐腐蚀物品、环境、室内空气等的消毒，适用于内镜的灭菌。

3.过氧化氢：适用于外科伤口、皮肤黏膜冲洗消毒，室内空气的消毒。

4.含氯消毒剂：适用于物品、物体表面、分泌物、排泄物等的消毒。

5.含碘类消毒剂：①碘伏，适用于手、皮肤、黏膜及伤口的消毒；②碘酊，适用于注射及手术部位皮肤的消毒。

【考点6】清洗流程包括冲洗、洗涤、漂洗和终末漂洗。

【考点7】下排气压力蒸汽灭菌适用于液体的灭菌。（2022-A1）

## 第三节　消毒、灭菌效果监测

★【考点1】灭菌合格率必须达到100%。（2021-A1）

【考点2】压力蒸汽灭菌生物监测应每周监测1次。（2023-A1）

★【考点3】预真空压力蒸气灭菌器应在每日开始灭菌运行前空载进行B-D测试。（2022-A1）

# | 第五章 |

# 手、皮肤的清洁和消毒

【考点 1】手卫生包括洗手、卫生手消毒和外科手消毒。

★★【考点 2】洗手指征：①接触病人前；②清洁、无菌操作前，包括进行侵入性操作前；③暴露病人体液风险后，包括接触病人黏膜、破损皮肤或伤口、血液、体液、分泌物、排泄物、伤口敷料等之后；④接触病人后；⑤接触病人周围环境后，包括接触病人周围的医疗相关器械、用具等物体表面后。（2021-A1，2022-A1）

★【考点 3】外科手消毒要求先洗手、后消毒。不同病人手术之间、手套破损或手被污染时，应重新进行外科手消毒。（2021-A1）

【考点 4】手消毒剂涂抹部位：双手、前臂和上臂下 1/3。

★【考点 5】穿刺部位的皮肤消毒范围应 ≥5 cm×5 cm；中心静脉导管、PICC 的消毒范围直径应 >15 cm；手术切口皮肤应在手术野及其外扩展 ≥15 cm 部位由内向外擦拭。（2022-A1）

| 第六章 |

# 医院环境的消毒

**考情分析：**本章主要题型为 A1 型题。其中 2021 年占 1 分，2023 年占 1 分。

【考点1】医院Ⅰ类环境分洁净手术部和其他洁净场所。

★★【考点2】医院Ⅱ类环境为非洁净手术部(室)、产房、导管室、血液病病区、烧伤病区等保护性隔离病区、重症监护病区、新生儿室等。

★【考点3】医院Ⅲ类环境为母婴同室、消毒供应中心的检查包装灭菌区和无菌物品存放区、血液透析中心(室)、其他普通住院病区等。

【考点4】医院Ⅳ类环境为普通门(急)诊及其检查、治疗室、感染性疾病科门诊和病区。

【考点5】Ⅱ类环境空气平均菌落数应≤4.0 CFU/cm²(平板暴露时间 15 min)，物体表面平均菌落数应≤5.0 CFU/cm²。(2023-A1)

# | 第七章 |

# 隔离与防护

**考情分析**：本章重点考查第一节内容，主要题型为 A1、B 型题。其中 2021 年占 2 分，2022 年占 2 分。

## 第一节　隔离的基本原理和技术

【考点1】隔离区域的设立应包括三区、两通道，即清洁区、潜在污染区和污染区，医务人员通道和病人通道。

【考点2】体温计专人使用，用后须经高水平消毒才能用于其他病人。

★【考点3】不可重复使用的物品，使用后应丢弃在黄色垃圾袋中。（2021-A2）

【考点4】对于通过空气传播的呼吸道传染病，外出时应戴医用防护口罩。（2022-A1）

## 第二节　标准预防的原则和措施

【考点】标准预防是将病人的血液、体液、分泌物（不包括汗液）均视为具有传染性，在接触这些物质及病人黏膜和非完整皮肤时必须采取相应措施。

## 第三节　特殊感染预防

★【考点1】对经空气传播疾病的隔离预防（飞沫核≤5 μm，如结核、水痘、麻疹）。（2022-A1）

1.每个房间都要进行适当通风,有条件者可使用负压病房。

2.进入室内的工作人员应戴医用防护口罩。

3.病人活动须限制在病房内。

★【考点2】对经飞沫传播疾病的隔离预防(飞沫核>5 μm,如流行性腮腺炎、白喉、呼吸道合胞病毒感染等)。

1.进入室内的工作人员应戴医用防护口罩。

2.无条件时,同种疾病病人可同住一室,两病床之间的距离不少于1.1 m。

3.限制传染病人的活动范围,如病人离开病房,应戴外科口罩。

【考点3】对经接触传播疾病的隔离预防。

1.病室内应有良好的通风设施。

2.应配备适量非手触式开关的流动水洗手设施。

3.尽可能单人单间,或同种疾病病人住一间,进入病房应戴手套、穿隔离衣。

| 第八章 |

# 合理使用抗菌药物

**考情分析**：本章重点考查第二、三节内容，主要题型为 A1、B 型题。其中 2021 年占 1 分，2022 年占 6 分，2023 年占 1 分。

## 第一节　抗菌药物的作用机制及细菌耐药机制

【考点】抗菌药物的作用机制：干扰细菌细胞壁合成、损伤细胞膜、影响细菌蛋白质的合成、抑制细菌核酸的合成。（2022-A1）

## 第二节　抗菌药物的管理和合理使用原则

★【考点】抗菌药物联合应用的指征。

1. 病因未明的严重感染。

2. 单一抗菌药物不能控制的严重感染，需氧菌及厌氧菌混合感染，两种或两种以上病原菌感染，以及多重耐药或泛耐药菌感染。

3. 为了减少各抗菌药物单一使用时的毒性反应。

4. 需较长期应用抗菌药物治疗，病原菌有产生耐药可能（如结核、慢性尿路感染、慢性骨髓炎等）者。

## 第三节　抗菌药物在外科的预防应用

★【考点1】清洁手术（如甲状腺手术、疝修补术等）：手术野无污染，通常不需预防性应用抗菌药物。

【考点2】污染手术：由于胃肠道、尿路、胆道体液大量溢出或开放性创伤未经扩创等已造成手术野严重污染的手术。此类手术需预防性应用抗菌药物。

★【考点3】接受清洁手术者，在皮肤、黏膜切开前 0.5~1 h 给药，或麻醉开始时给药。（2022-B，2023-A1）

★★【考点4】抗菌药物的有效覆盖时间应包括整个手术过程，总的预防用药时间不超过 24 h，个别情况可延长至 48 h。

# | 第九章 |

# 医院感染与护理管理

> **考情分析**：本章重点考查第一节内容，主要题型为 A1 型题。其中 2021 年占 2 分，2022 年占 3 分，2023 年占 1 分。

## 第一节　常见医院感染的预防与护理

【考点1】呼吸机相关性肺炎（VAP）是指气管插管或气管切开的病人在接受机械通气 48 h 后发生的肺炎。撤机、拔管 48 h 内出现的肺炎，仍属 VAP。

★【考点2】预防误吸。

1. 体位管理：床头抬高 30°~45°。

2. 口腔护理：使用氯己定漱口或口腔护理，每 6~8 h 进行 1 次。

3. 肠内营养：尽可能早期进行胃肠营养。

4. 气囊压力：每 4~6 h 监测 1 次，保持压力在 $25~30 \ cmH_2O$。

5. 声门下分泌物引流：每 6~8 h 引流 1 次。

★★【考点3】切口深部组织感染：无植入物手术后 30 天内，有植入物术后 1 年内，发生的与手术有关并涉及切口深部软组织（深筋膜和肌肉）的感染。

【考点4】切口浅部组织感染：仅限于切口的皮肤和皮下组织的感染，发生于术后 30 天内。（2022-A2）

## 第二节　医院高危人群和重点科室的感染管理

★【考点1】医院感染高危人群包括有基础疾患长期卧床的老年人、婴

幼儿、重症监护病房（ICU）病人。（2022-A1）

【考点2】老年病人由于脏器功能低下，抗感染能力减弱，尤其是有基础疾患长期卧床的老年人，易发生坠积性肺炎。对住院的老年病人慎用抗感染药物，坚持定期做感染菌株耐药性监测，以减少耐药菌株的产生。

★【考点3】ICU 是医院感染的高发区，病人明显的特点是病情危重而复杂。

★★【考点4】预防 ICU 医院感染的原则是提倡非侵入性监护方法，尽量减少侵入性血流动力学监护的使用频率。

## 第三节　护理人员的自身职业防护

★【考点】利器伤的处理流程：挤血并冲洗伤口、清创、消毒、包扎、报告和记录、跟踪监测，尽量找到可能感染的病原种类的证据，以便根据病原学的特点阻断感染。（2023-A1）

# | 第十章 |

## 特殊病原菌的感染途径及消毒

**考情分析**：本章重点考查第一、五节内容，主要题型为 A1 型题。其中 2021 年占 3 分，2022 年占 10 分，2023 年占 2 分。

### 第一节　甲型肝炎和戊型肝炎

★【考点 1】甲型肝炎和戊型肝炎均是以粪－口传播途径为主。（2022–A1、B）

【考点 2】对病人分泌物和接触物可采用煮沸或流通蒸汽消毒 30 min；或有效氯浸泡 30 min；不耐热的衣物可采用过氧乙酸熏蒸方法消毒（1 g/m$^3$）。（2023–A1）

### 第二节　乙型肝炎、丙型肝炎、丁型肝炎

★【考点 1】对感染者和病人流出的血液和分泌物使用中水平以上的消毒剂。

【考点 2】发现 HBV、HCV 阳性血液及血制品，应尽快彻底焚烧。

【考点 3】实验室污物的处理：可将用过的针头、注射器与其他污物装入桶中，浸以 0.1% 次氯酸钠溶液（含有效氯 1000 mg/L）消毒，必要时可彻底焚烧。

【考点 4】乙型肝炎病毒、丙型肝炎病毒、丁型肝炎病毒主要经血液传播。（2022–B）

## 第三节　淋病和梅毒

【考点1】对病人接触物的消毒可用煮沸、含氯消毒剂浸泡(250～500 mg/L)方法进行。(2022-A1)

★【考点2】病人用过的便器特别是马桶，用0.2%过氧乙酸溶液或500 mg/L有效氯含氯消毒剂溶液擦拭。

## 第四节　炭疽

【考点1】肺炭疽病人家的空气消毒可采用过氧乙酸熏蒸。

【考点2】炭疽杆菌可形成芽孢，故在消毒中不得使用中、低效消毒剂。(2022-A1)

【考点3】炭疽芽孢抵抗力强，能耐煮沸10 min，在水中可生存几年，在泥土中可生存10年以上。(2022-A1)

【考点4】炭疽病人的治疗废弃物和有机垃圾应全部焚烧。(2023-A1)

## 第五节　结核病

【考点】对结核病病人的痰及口鼻分泌物，用纸盒、纸袋盛装后焚烧。

微信扫描二维码
进入 VIP 题库做题

做题是巩固知识的必要环节，能有效提升通过率。

易哈佛 CEO：小麦

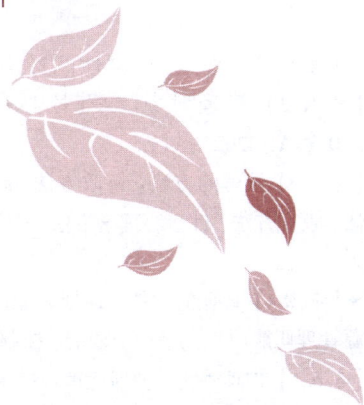

第八篇

护理管理学

# | 第一章 |

# 绪论

考情分析：本章主要题型为 A1 型题。其中 2021 年占 2 分，2022 年占 1 分，2023 年占 1 分。

★【考点 1】管理的二重属性：自然属性和社会属性。

【考点 2】管理对象：人（核心）、财、物、时间、信息（媒介）。（2022-A1，2023-A1）

【考点 3】管理的方法：行政方法（最基本、传统）、经济方法、法律方法、教育方法、社会心理学方法、数量分析方法、系统方法、权变方法、人本方法。

★【考点 4】管理的职能：计划职能（首要）、组织职能（重要）、人力资源管理职能（核心）、领导职能、控制职能（关键）。（2021-A1）

【考点 5】护理管理：护理管理者运用管理学的原理和方法，通过计划、组织、人员管理、领导和控制的任务管理过程，协调人及其他资源，提高护理质量的工作过程。

【考点 6】护理管理的特点：广泛性、综合性、实践性。

| 第二章 |

# 管理理论在护理管理中的应用

> **考情分析**：本章主要题型为 A1、B 型题。其中 2021 年占 2 分，2023 年占 4 分。

【考点 1】西方管理理论的发展阶段：古典管理理论阶段（19 世纪末至1930 年）、行为科学理论阶段（1940—1960 年）、现代管理理论阶段（1960 年以后）。（2023-A1）

★★【考点 2】科学管理理论：创始人是泰勒，基本出发点是提高劳动生产效率。（2023-A1）

【考点 3】管理过程理论：创始人是法约尔（法国），提出了管理活动包含 5 种职能，即计划、组织、指挥、协调、控制。

【考点 4】行政组织理论：创始人是韦伯，提出了"理想的行政组织体系"理论。

【考点 5】人际关系学说：创始人是梅奥，进行了"霍桑实验"。

【考点 6】人性理论——X 理论与 Y 理论：创始人是麦格雷戈（美国）。

★【考点 7】现代管理原理包括系统原理、人本原理、动态原理、效益原理。

【考点 8】差别工资制、职能工长制属于科学管理理论（泰勒）。（2023-A1）

【考点 9】弹性原则指任何管理活动都要有适应客观情况变化的能力，都必须留有余地。（2023-A1）

| 第三章 |

# 计划工作

考情分析：本章重点考查第一、三节内容，主要题型为 A1、B 型题。其中 2021 年占 7 分，2022 年占 10 分，2023 年占 8 分。

## 第一节　概述

【考点1】计划工作必须解决"5W1H 问题"，即预先决定做什么（what）、论证为什么要做（why）、确定何时做（when）、何地做（where）、何人做（who）及如何做（how）。计划工作的核心是决策。

★【考点2】长期计划指 5 年以上 的计划；中期计划介于长期计划和短期计划之间，时间一般为 1~5 年；短期计划一般指 1 年或 1 年以内 的计划。（2023-A1）

★【考点3】战略性计划指对如何实现战略目标所进行的谋划，决定整个组织的目标和发展方向；战术性计划指针对组织内部具体工作任务，在较小范围内和较短时间内实施的计划。（2022-A1）

【考点4】计划工作的原则：系统性原则、重点原则、创新原则、弹性原则、可考核性原则。（2023-A1）

★【考点5】系统性原则：从组织系统的整体出发，全面考虑系统中各构成部分的关系及它们与环境的关系，进行统筹规划。

【考点6】使计划数字化的工作被称为预算。（2022-A1）

【考点7】计划：按规模划分为战略性计划和战术性计划。（2023-A1）

## 第二节　计划的步骤

★★【考点1】计划的步骤：分析形势、确定目标、考虑制订计划的前提条件、发展可选方案、比较各种方案、选定方案、制订辅助计划、编制预算。(2021-A1，2022-A1)

【考点2】分析形势采用 SWOT 分析法：S(组织内部的优势)、W(组织内部的劣势)、O(组织外部可能存在的机遇)、T(组织外部可能的威胁或不利影响)。(2023-A1)

## 第三节　目标管理

★【考点】目标管理的特点：全员参与管理、强调自我管理、重视成果管理、重视整体性管理。

## 第四节　时间管理

★★【考点】ABC 时间管理法：A 级为最重要且必须完成的目标，B 级为较重要很想完成的目标，C 级为不太重要可以暂时搁置的目标。(2021-A1，2022-A1，2023-A1)

## 第五节　决策

【考点1】决策的步骤：识别决策问题、确定决策目标、拟定方案、评析备选方案、选择最优方案、实施决策方案、评价决策效果。(2023-B)

【考点2】头脑风暴法用于收集新设想和创造性建议，以小组讨论的形式，通过共同讨论具体问题，产生尽可能多的设想、意见和建议，无须考虑其质量。原则是鼓励一切有创见的思想，禁止任何批评。(2022-A1)

# | 第四章 |

# 组织工作

**考情分析**：本章重点考查第二、四节内容，主要题型为 A1 型题。其中 2021 年占 2 分，2022 年占 2 分，2023 年占 5 分。

## 第一节　概述

【考点1】组织包含4种含义：①组织是一个人为的系统；②组织有一个共同的目标；③组织包括不同层次的分工与协作；④组织可以不断变化和发展。

★【考点2】组织结构的基本类型：直线型结构(最简单)、职能型结构(专业化)、直线-职能型结构(责权明确)、矩阵型结构、其他(团队、委员会、网络组织)(2023-A1)

## 第二节　组织设计

【考点1】组织设计的原则：目标明确、统一指挥、专业化分工、层幅适当、责权对等、稳定适应。

【考点2】目标明确原则必须从组织目标出发，明确组织的发展方向、经营战略。

★【考点3】层幅适当原则指在一个组织结构中，管理人员所能直接管理或控制的下属数目。判断管理幅度与管理层次合理与否，关键在于管理幅度和管理层次与组织的具体环境和条件相适合。(2021-A1)

# 第三节　组织文化

【考点1】组织文化的特点：文化性、综合性、整合性、自觉性、实践性。

【考点2】护理组织文化的特点：易接受性、群众性、针对性(根据自身实际情况)、独特性。(2023-B)

## 第四节　临床护理组织方式

【考点1】临床护理组织方式包括个案护理、功能制护理、小组护理、责任制护理。(2023-A1)

【考点2】功能制护理是以工作为中心的护理方式，护士长按照护理工作的内容分配护理人员，各班护士相互配合共同完成病人所需的全部护理，护士长监督所有工作。

★★【考点3】责任制护理强调以病人为中心，由一位责任护士运用护理程序的工作方法，对其所管病人从入院到出院提供连续的、全面的、整体的护理组织方式。(2023-A1)

【考点4】个案护理组织形式是一对一的关系，主要适用于 ICU、CCU (冠心病监护病房)及大手术后、危重的病人。(2022-A1)

# | 第五章 |

# 护理人力资源管理

**考情分析**：本章重点考查第二节内容，主要题型为 A1 型题。其中 2021 年占 5 分，2023 年占 8 分。

## 第一节　人力资源管理概述

★【考点】人力资源管理的原则：职务要求明确、责权利一致、公平竞争、用人之长、系统管理。

## 第二节　护理人力资源配置与排班

★【考点1】护理人力资源配置的原则：满足病人护理需要、合理结构、优化组合、经济效能、动态调整。（2021-A1）

【考点2】工作量配置法：适用于住院部医疗技术人员的定编，并与床位的多少及床位的使用率有关。

【考点3】医院中高级、中级、初级员工的比例：一级医院为 $1 : 2 : (8 \sim 9)$；二级医院为 $1 : 3 : 8$；三级为 $1 : 3 : 6$。

★★【考点4】三级医院临床一线护士占护士总数至少 $\geqslant 95\%$，病房护士总数与实际床位比至少达到 $0.4 : 1$，重症监护室护士与实际床位比不低于 $(2.5 \sim 3) : 1$，手术室护士与手术间比例不低于 $3 : 1$，医院在岗护士至少达到卫生技术人员的 $50\%$。

【考点5】排班的基本原则：以病人需要为中心，确保 24 h 连续护理；结构合理原则；效率原则、公平原则、分层使用原则。

【考点6】排班的类型：集权式排班（护理部或科护士长）、分权式排班（病区护士长）、自我排班。

★【考点7】排班方法包括周排班法、周期性排班法、弹性排班法、小时制排班法、APN 连续性排班法。

【考点8】集权式排班：优点为可依各部门工作需要，灵活调配合适人员；缺点是对护理人员的个别需要照顾少，会降低工作满意度。（2023-A1）

【考点9】分权式排班：优点是能根据本部门的人力需求状况进行有效安排，并能照顾个别需要；缺点是无法调派其他病区的人力，且排班花费时间较多。（2023-A1）

【考点10】人力资源配置的原则：满足病人护理需要、合理结构、优化组合、经济效能、动态调整（引进有新观念、新知识、新技术的人员）。（2023-A1）

【考点11】间接护理是为直接护理做准备，以及沟通协调工作（包括会议、交接班、书写记录等）所需要的护理活动，如参加医生查房、抄写和处理医嘱、输液及注射前的准备工作、请领和交换物品、交班等。（2023-A1）

【考点12】应编护士数=病房床位数×床位使用率×平均护理时数/每名护士每日工作时间+机动数。（2023-A2）

【考点13】自我排班由病区护理人员自己排班，可提高人员积极性、团体凝聚力、节省排班时间、促进关系融洽等。（2023-A2）

## 第三节　培训与开发

【考点】护理技术人员每年参加继续护理学教育的最低学分为25分。

# | 第六章 |

## 领导工作

**考情分析**：本章重点考查第一节内容，主要题型为 A1 型题。其中 2021 年占 3 分，2022 年占 1 分，2023 年占 8 分。

### 第一节　概述

★【考点1】领导权力：用人权、决策权、指挥权、经济权、奖罚权。

【考点2】领导作风理论：专权型、民主参与型、放任型。

★【考点3】领导的行为应按下列程序逐步推移：高工作与低关系—高工作与高关系—低工作与高关系—低工作与低关系。（2023-A1）

【考点4】领导工作的激励原理：上级能够了解下级的愿望和需求并给予合理满足，以调动下级的积极性。（2022-A1）

【考点5】领导权力性影响力因素包括传统因素、职位因素（法定权力为基础）、资历因素（资历深浅）。（2023-B）

【考点6】领导非权力性影响力因素包括品格、才能、知识、感情等因素。（2023-B）

### 第二节　授权

★【考点1】授权原则：明确目标、合理授权、逐级授权、带责授权、适度授权、授中有控、宽容失败。（2023-A1）

【考点2】适度授权是授权最根本的准则。护理管理者要根据工作任务的性质和难度，兼顾下属的工作能力等条件，选择适当的任务进行授权。

【考点3】奖罚权是指领导者对下属拥有奖励和处罚的权力。（2023-A2）

## 第三节　激励

★【考点1】明确动机是激励机制的前提。动机是指推动人们进行各种活动的愿望和理想，是行为的直接原因。（2023-B）

【考点2】洞察需要是激励机制的源头。只有未满足的需要，才能成为激励的切入点。（2023-B）

【考点3】满足需要是激励机制的核心。满足人的需要，实际上就是将个人目标和组织目标统一在一起。

# | 第七章 |

# 组织沟通

**考情分析**：本章重点考查第一节内容，主要题型为 A1 型题。其中 2021 年占 5 分，2022 年占 3 分，2023 年占 2 分。

## 第一节　组织沟通概述

★【考点1】编码：发送者将这些信息译成接收者能够理解的一系列符号，如语言、文字、图表、照片、手势等，即信息。（2021-B）

【考点2】非正式沟通是正式沟通渠道以外进行的信息传递和交流。其沟通对象、时间及内容等都是未经计划和不确定的，是基于组织成员的感情和动机上的需要而形成的，最典型的是小道消息。

【考点3】组织沟通的作用：联系与协调、激励、改善人际关系、创新、控制。

## 第二节　沟通障碍

【考点】沟通障碍的原因：发送者的障碍、接收者的障碍、沟通通道的障碍。（2022-A1，2023-A1）

## 第三节　有效沟通

【考点1】有效沟通的要求：及时、全面、准确。

★【考点2】有效沟通的原则：①准确性原则；②及时性原则；③完整性原则；④灵活性原则；⑤互动性原则；⑥连续性原则。（2021-A1）

【考点3】有效沟通的方法：创造良好的沟通环境；学会有效地聆听；强化沟通能力；增强语言文字的感染力；"韧"性沟通；重视沟通细节的处理。

## 第四节　沟通在护理管理中的应用

★★【考点1】谈话技巧：做好谈话计划；善于激发下级的谈话愿望；善于启发下属讲真情实话；掌握发问技巧，善于抓住重要问题；善于运用倾听的技巧。

【考点2】有效训导：①对待下属平等、客观、严肃；②具体指明问题所在，准确界定过失及其后果；③批评对事不对人；④允许下属表达自己的看法和理解；⑤控制讨论；⑥对今后如何防范错误提出建议，达成共识；⑦对于反复发生的错误逐步加重处罚。（2023-A1）

# | 第八章 |

# 冲突与协调

> **考情分析**：本章重点考查第一节内容，主要题型为 A1 型题。其中 2021 年占 3 分，2023 年占 1 分。

## 第一节　冲突

【考点 1】冲突按对组织绩效的影响分为建设性冲突和破坏性冲突，按发生的层次分为个人内心冲突、人际关系冲突、团队间冲突、组织层次冲突。

【考点 2】处理冲突的传统方法：协商、妥协、第三者仲裁、推延、不予理睬、和平共处、压制冲突、转移目标、教育、重组组织。

【考点 3】建设性冲突指冲突各方目标一致，实现目标的途径手段不同而产生的冲突，是对组织有积极影响的冲突。其有利于促进良性竞争。（2023–A1）

## 第二节　协调

★【考点 1】协调的原则：目标导向（方向）、勤于沟通、利益一致（基础）、整体优化、原则性与灵活性相结合。（2021–A1）

【考点 2】协调的基本要求：及时协调与连续协调相结合，从根本上解决问题，调动当事者的积极性（检验标准），公平合理，相互尊重。

# | 第九章 |

# 控制工作

考情分析：本章主要题型为 A1 型题。其中 2021 年占 2 分，2022 年占 3 分，2023 年占 2 分。

★【考点1】前馈控制：重点是预先对组织的人、财、物、信息等合理地配置，使其符合预期标准，强调"防患于未然"，将偏差消灭在萌芽状态。例如，培训护士掌握理论知识及操作技能，定期维护检修各种仪器设备，配备充足的洗手设备等。

【考点2】反馈控制：又称后馈控制、事后控制，是在行动结束之后，对输出环节所进行的控制。

【考点3】有效控制系统的特征：①明确的目的性；②信息的准确性；③反馈的及时性；④经济性；⑤灵活性；⑥适用性；⑦标准合理性；⑧战略高度；⑨强调例外；⑩多重标准；⑪纠正措施。

【考点4】战略高度是指控制的重点应放在容易出现偏差的地方或放在偏差造成的危害很大的地方。（2022-B）

【考点5】强调例外是指控制手段应顾及例外情况的发生。（2022-B）

【考点6】适用性是指有效控制系统应是合理、适用的。（2022-B）

【考点7】纠正偏差是控制的关键。（2023-A1）

【考点8】进度控制是对生产和工作的进程在时间上进行控制，使工作有节奏地进行。（2023-A1）

| 第十章 |

## 护理质量管理

> **考情分析**：本章重点考查第四节内容，主要题型为 A1、B 型题。其中 2021 年占 3 分，2022 年占 2 分，2023 年占 3 分。

### 第一节　护理质量标准

【考点】护理质量管理标准化的表现形式包括统一化、规格化、系列化、规范化。

### 第二节　护理质量管理模式

★★【考点 1】PDCA 管理循环：又称戴明循环，按计划（plan）、执行（do）、检查（check）、处理（action）4 个阶段来进行质量管理。（2023-A1）

【考点 2】执行阶段是按照拟订的质量目标、计划、措施具体组织实施和执行。（2023-A1）

### 第三节　护理质量控制的内容

★【考点 1】医疗事故分级。（2022-A1）

一级医疗事故：造成病人死亡、重度残疾的。

二级医疗事故：造成病人中度残疾、器官组织损伤导致严重功能障碍的。

三级医疗事故：造成病人轻度残疾、器官组织损伤导致一般功能障碍的。

四级医疗事故：造成病人明显人身损害的其他后果的。

【考点2】新业务、新技术管理：①新业务、新技术的论证；②建立审批制度；③选择应用对象；④建立资料档案；⑤总结经验不断改进。（2023-A1）

【考点3】终末质量评价（护理结果评价）是评价护理活动的最终效果，如病人满意度。（2023-A2）

## 第四节　护理质量评价

★【考点1】环节质量评价的常用评价指标：①护理技术操作合格率；②基础护理合格率；③特护、一级护理合格率；④各种护理表格书写合格率；⑤一人一针一管执行率；⑥常规器械消毒灭菌合格率。（2022-A1）

【考点2】终末质量评价：是评价护理活动的最终效果，指每个病人最后的护理结果或成批病人的护理结果质量评价。

微信扫描二维码
进入 VIP 题库做题

做题是巩固知识的必要环节，能有效提升通过率。

易哈佛 CEO：小麦

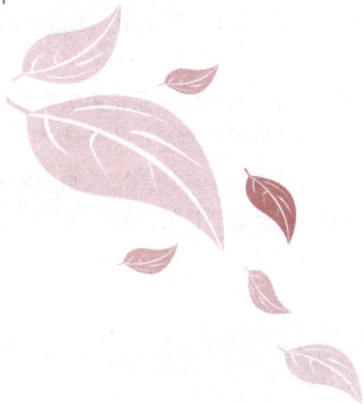

第九篇

中医护理学

# | 第一章 |

# 阴阳学说

【考点 1】阴阳，是对自然界相互关联的某些事物和现象对立双方属性的概括。

【考点 2】阴阳对立，是指阴阳属性相反的双方在一个统一体中相互斗争、相互制约和相互排斥，这是自然界普遍存在的规律。

【考点 3】阴阳互根互用，是指阴阳双方具有相互依存、相互为用的关系。

【考点 4】阴阳消长，是指阴阳的对立、互根，不是静止不变的，而是始终处于不断消减与增长的变化之中。

【考点 5】阴阳相互转化，是指阴阳双方在一定条件下各自向其对立面转化，转化是消长的结果，物极必反。

| 第二章 |

# 五行学说

【考点1】五行特性：木曰曲直、火曰炎上、土爰稼穑、金曰从革、水曰润下。

【考点2】事物属性的五行归类。

| 五音 | 五味 | 五色 | 五化 | 五气 | 五方 | 五季 | 五行 | 五脏 | 五腑 | 五官 | 形体 | 情志 | 五声 | 变动 |
|---|---|---|---|---|---|---|---|---|---|---|---|---|---|---|
| 角 | 酸 | 青 | 生 | 风 | 东 | 春 | 木 | 肝 | 胆 | 目 | 筋 | 怒 | 呼 | 握 |
| 徵 | 苦 | 赤 | 长 | 暑 | 南 | 夏 | 火 | 心 | 小肠 | 舌 | 脉 | 喜 | 笑 | 忧 |
| 宫 | 甘 | 黄 | 化 | 湿 | 中 | 长夏 | 土 | 脾 | 胃 | 口 | 肉 | 思 | 歌 | 哕 |
| 商 | 辛 | 白 | 收 | 燥 | 西 | 秋 | 金 | 肺 | 大肠 | 鼻 | 皮 | 悲 | 哭 | 咳 |
| 羽 | 咸 | 黑 | 藏 | 寒 | 北 | 冬 | 水 | 肾 | 膀胱 | 耳 | 骨 | 恐 | 呻 | 栗 |

| 第三章 |

# 脏腑

【考点1】心为"君主之官""五脏六腑之大主"。肺为"娇脏"，又称"华盖"，主气、司呼吸；主行水；朝百脉；主治节。

【考点2】脾为"气血生化之源"，主运化、主统血。肝主疏泄、主藏血。肾主藏精、主水、主纳气。

【考点3】胆贮藏和排泄胆汁，主决断。

【考点4】胃主受纳，腐熟水谷，称为"太仓""水谷之海"。

【考点5】三焦被称为"孤腑"。

【考点6】脑主精神活动是指脑为精髓汇聚之处，是精神的发源地，故又称"脑为元神之府"。

【考点7】女子胞主要的生理功能是主持月经和孕育胎儿。

【考点8】心与肺的关系，主要表现于气和血的关系。心主血脉，上朝于肺；肺主宗气，贯通心脉。

【考点9】心与肝的关系，主要表现在血液运行和情志调节方面。

【考点10】"水火既济"指的是心肾关系。

【考点11】肺与脾的关系，主要表现在气的生成与水液的输布方面。

【考点12】"精血同源"指的是肝肾关系。

| 第四章 |

# 气、血、津液

【考点1】气的生理功能：推动作用、温煦作用、防御作用、固摄作用、气化作用。

【考点2】气的来源主要有先天之精、肺吸入的清气和水谷精气。

【考点3】血的生理功能：濡养作用、化神作用。

【考点4】津液的代谢包括津液的生成、输布和排泄。

【考点5】津液的生理功能：滋润濡养、充养血脉。

# | 第五章 |

## 辨证

【考点1】八纲，即阴、阳、表、里、寒、热、虚、实。

【考点2】表证具有起病急、病程短、病位浅、病情轻的特点，多见于外感疾病的初期阶段。里证具有病位较深、病情较重、病程较长特征。

【考点3】血虚证：腹胀，便溏，少气懒言，四肢倦怠，肌肉消瘦。

【考点4】心血虚证：面色不华，脉细无力，唇舌色淡等。

【考点5】心火亢盛证：失眠多梦，口舌生疮，小便短赤、灼热涩痛，舌尖红绛，苔黄，脉数等。

【考点6】肺气虚证：咳嗽无力、气短喘促，易疲乏、感冒，面色苍白，舌淡，苔白，脉象虚弱等。

【考点7】脾气虚证：纳少腹胀，大便溏薄，肢体倦怠，少气懒言，舌淡，苔白，脉缓弱。

【考点8】肝阳上亢证：易怒，头痛，目胀，面红目赤，头晕耳鸣，失眠多梦，腰膝酸软，舌红，少津，脉弦细数等。

【考点9】肾阳虚证：腰膝酸软而痛，畏寒肢冷，精神萎靡，舌淡苔白，脉沉弱，或男子阳痿、女子宫寒不孕等。

【考点10】肾阴虚证：腰膝酸软，眩晕耳鸣，失眠多梦，男子遗精早泄，女子经少经闭，形体消瘦，潮热盗汗，舌红，少津，脉细数等。

【考点11】膀胱湿热证：尿频，尿急，排尿艰涩，尿黄赤，浑浊或尿血，小腹痛胀迫急，舌红，苔黄腻，脉滑数等。

【考点12】卫分证：主要表现为发热，微恶风寒，脉浮数。

【考点13】气分证：主要表现为发热不恶寒，口渴，苔黄。

【考点14】营分证：主要表现为身热夜甚，舌红绛，心烦不寐，或神昏。

【考点15】血分证：可表现为斑疹密布、出血及舌质深绛。

| 第六章 |

# 经络

【考点1】十二经脉为十二脏腑所属络的经脉，被称为"正经"。

【考点2】十二经脉名称分类。

| 部位、经络 | 阴经(属脏) | 阳经(属腑) | 分布部位(阴经行内侧、阳经行外侧) | |
|---|---|---|---|---|
| 手 | 手太阴肺经 | 手阳明大肠经 | 上肢 | 前缘 |
| | 手厥阴心包经 | 手少阳三焦经 | | 中线 |
| | 手少阴心经 | 手太阳小肠经 | | 后缘 |
| 足 | 足太阴脾经 | 足阳明胃经 | 下肢 | 前缘 |
| | 足厥阴肝经 | 足少阳胆经 | | 中线 |
| | 足少阴肾经 | 足太阳膀胱经 | | 后缘 |

【考点3】十二经脉走向规律：手三阴经从胸走手，手三阳经从手走头，足三阳经从头走足，足三阴经从足走腹胸。

| 第七章 |

# 主要病因与病机

【考点1】六淫：是风、寒、暑、湿、燥、火六种外感病邪的统称。

【考点2】六淫的致病特点：外感性、季节性、地域性、相兼性。

【考点3】疫病的致病特点：传染性强，易于流行；发病急骤，病情危笃；一气一病，症状相似。

【考点4】七情：是指喜、怒、忧、思、悲、恐、惊七种正常的情志活动。

【考点5】气行失常：是指气的升降出入运行失常的病理状态。

| 第八章 |

# 防治原则

【考点1】防治原则：未病先防，既病防变。

【考点2】正治与反治，是指所用药物性质的寒热、补泻效用与疾病的本质、征象之间的从逆关系。

| 第九章 |

# 中医护理的基本内容

【考点 1】四诊是指望、闻、问、切四种诊察和搜集病情资料的基本方法。

【考点 2】情志护理的原则：诚挚体贴，因人施护、怡情养性、避免刺激。

【考点 3】情志护理的方法：说理开导法；释疑解惑法；移情易性法；以情胜情法；暗示法；顺情从欲法。

【考点 4】寒性食物(苦瓜、冬瓜等)：性味苦寒、甘寒，具有清热、泻火、解毒的功效。

【考点 5】凉性食物(丝瓜、黄瓜等)：性味甘凉，具有清热、养阴的功效。

【考点 6】热性食物(辣椒、胡椒等)：性味辛温、辛热，具有温中祛寒、益火通阳的功效。

【考点 7】温性食物(葱、蒜等)：性味甘温，具有温中、散寒、通阳、补气的功效。

【考点 8】驱虫药、攻下药宜空腹服用。

【考点 9】中药汤剂煎煮火候：火候以先武火后文火为原则。

【考点 10】适宜先煎的药物：质地坚硬、有效成分不易煎出的矿石类、介壳类(牡蛎、石膏)；毒性较强的药物(附子、乌头)；质轻量大的药物(玉米须、灶心土)。

【考点 11】适宜后下的药物：气味芳香的药物，包括薄荷、藿香等。

【考点 12】适宜另煎的药物：如人参、羚羊角等贵重药物。

【考点 13】适宜烊化的药物：胶质、黏性大和易溶的药物，如阿胶、鹿角胶等药物。

| 第十章 |

# 常用中医护理适宜技术

【考点 1】灸法包括艾条灸(悬灸)、艾炷灸(直接灸、间接灸)、温针灸、雷火灸、天灸疗法等。

【考点 2】灸法常用于各种虚寒性病证的临床症状。

【考点 3】心前区、大血管处、乳头、腋窝、肚脐、会阴、孕妇腹部和腰骶部不宜施灸。

【考点 4】施灸的顺序：先上后下，先阳后阴，先灸头项、颈背，后灸腹部、四肢。

【考点 5】艾灸后如出现小水疱，无须处理，可自行吸收。

【考点 6】拔罐方法包括留罐法、闪罐法及走罐法。

【考点 7】拔罐法临床上可用于治疗风寒湿痹、外感风寒、咳嗽、喘逆、跌打损伤、胃肠功能失调，以及神经系统疾病、血液系统疾病、妇科疾病等。

【考点 8】拔罐法应根据治疗部位面积大小选择合适的火罐。

【考点 9】耳穴压丸法常用于缓解各种急、慢性疾病的临床症状。

【考点 10】耳穴压丸法的禁忌证：①耳郭局部有炎症、冻疮或皮肤溃破者；②孕妇。

【考点 11】刮痧技术在临床上常用于外感性疾病所致的不适，如高热、头痛等，各类骨关节病引起的疼痛，如腰腿痛等。

【考点 12】有出血倾向的疾病禁用刮痧法。

【考点 13】刮痧时，刮痧板与皮肤之间的夹角约为 45°，以肘关节为轴心，前臂做有规律的移动。

【考点 14】刮痧顺序：先头面后手足，先腰背后胸腹，先上肢后下肢，先内侧后外侧。

【考点15】湿热敷法适用于软组织损伤、骨折临床愈合后肢体功能障碍等症状。

【考点16】外伤后患处有伤口，皮肤急性传染者不可使用湿热敷法。

【考点17】湿热敷药液应新鲜配制，防止药液变质。

【考点18】中药泡洗法适用于治疗外感发热、失眠、便秘、皮肤感染及中风恢复期的手足肿胀等症状。

【考点19】中药泡洗法的禁忌证：①心肺功能障碍；②出血性疾病病人；③孕妇。

【考点20】中药泡洗法的药液温度应保持在40℃左右。

做题是巩固知识的必要环节，能有效提升通过率。

易哈佛 CEO：小麦

微信扫描二维码
进入 VIP 题库做题

第十篇

医疗机构从业人员行为规范与医学伦理学

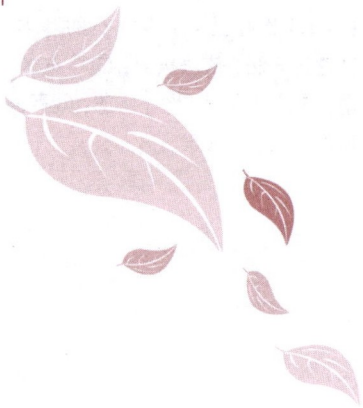

# | 第一章 |
## 医疗机构从业人员行为规范

**考情分析**：本章主要题型为 A1 型题。

【考点】医疗机构从业人员的基本行为规范：①以人为本，践行宗旨；②遵纪守法，依法执业；③尊重病人，关爱生命；④优质服务，医患和谐；⑤廉洁自律，恪守医德；⑥严谨求实，精益求精；⑦爱岗敬业，团结协作；⑧乐于奉献，热心公益。

# | 第二章 |

# 医学伦理道德

考情分析：本章主要题型为 A1 型题。

## 第一节　医患关系

【考点1】护患关系是护士与病人通过特定的护理服务而形成的人际关系，是护理实践活动中最主要的一种专业性人际关系。

【考点2】护患关系的特征：①专业性与非专业性的关系；②帮助与被帮助的关系；③特殊的双方互动关系；④以病人为中心的人际关系；⑤以护士为主要承担者的人际关系。

★★【考点3】护患关系的基本模式。

1. 主动-被动型：适用于婴幼儿、昏迷、休克、全身麻醉未清醒者、痴呆及某些精神病病人。

2. 指导-合作型：适用于大多数具有一定表述能力的病人。

3. 共同参与型：适用于具有一定医学背景知识并有意愿参加医护决策过程的成年人。

★【考点4】护患关系的基本过程。

1. 初始期：此期的工作重点是建立信任关系，确认病人的需要。

2. 工作期：护士为病人实施治疗护理的阶段，护士完成各项护理任务、病人接受治疗和护理的主要时期。

3. 结束期：经过治疗和护理，病人病情好转或基本康复，已达到预期目标，可以出院休养。

【考点5】护患关系的影响因素：信任危机、角色模糊、责任不明、权益影响、理解差异。

## 第二节　医疗行为中的伦理道德

★【考点1】护理伦理原则：尊重原则、有利原则、不伤害原则、公正原则等。

【考点2】尊重原则：护士增强对病人及家属人格权利尊重的意识；履行责任，协助病人行使自主权。病人的自主权主要通过其知情同意权的形式而实现。

【考点3】公正原则：要求护士公正地分配医疗卫生资源；以平等的态度对待病人；公正地解决护患纠纷。

## 第三节　医疗伦理道德的评价和监督

【考点1】护理道德的评价方式：社会舆论、传统习俗、内心信念。

【考点2】护理道德的监督方式：舆论监督、社会监督、制度监督、自我监督。

微信扫描二维码
进入 VIP 题库做题

做题是巩固知识的必要环节，能有效提升通过率。

易哈佛 CEO：小麦